MFT入門
― 初歩から学ぶ口腔筋機能療法 ―

わかば出版

◎執筆者一覧◎

石丸　俊春（札幌市開業）
井上美津子（昭和大学歯学部小児成育歯科学講座客員教授）
今村　美穂（甲府市開業）
大野　粛英（横浜市開業・日本歯科大学生命歯学部客員教授）
嘉ノ海龍三（姫路市開業・松本歯科大学小児歯科学講座非常勤教授，昭和大学歯学部口腔衛
　　　　　　生学教室兼任講師）
近藤　悦子（東京都開業・日本歯科大学生命歯学部客員教授・鶴見大学歯学部歯科矯正学
　　　　　　講座非常勤講師）
末石　研二（東京歯科大学歯科矯正学講座客員教授）
曽根由美子（勤務医）
高橋　　治（東京都開業・IAOM Certified・日本大学松戸歯学部歯科矯正学講座，日本大学
　　　　　　松戸歯学部付属歯科衛生専門学校兼任講師）
舩木　純三（東京都開業・東京都学校歯科医会理事）
三輪　康子（土浦市開業）
向井　美惠（昭和大学歯学部名誉教授）
茂木　悦子（東京歯科大学歯科矯正学講座客員教授）
山口　秀晴（東京歯科大学歯科矯正学講座前教授）

石野由美子（歯科衛生士・昭和大学歯学部口腔リハビリテーション医学講座）
石丸　美鈴（看護師）
川端　順子（歯科衛生士）
佐藤　香織（歯科衛生士・昭和大学歯科病院）
高橋未哉子（歯科衛生士・IAOM Certified）
寺田　典絵（歯科衛生士）
橋本　律子（歯科衛生士）
山下夕香里（帝京平成大学健康メディカル学部言語聴覚学科前教授）

MFTのセンスは咬合育成にも矯正治療にも必須

　世の中には，特別なこともしていないのに歯並びがきれいで，咬み合わせも良い人がいますが，その割合はせいぜい3割程度です。これらの人では顔面の骨格や筋組織の発育が良く，顔立ちが整っていて呼吸や発声，咀嚼，嚥下などの機能も優れていることが多いのです。その理由として，顔面や歯の形成に影響を及ぼす先天異常や栄養障害がなく，しかも乳幼児期の口腔機能の発育が順調であったことが，次第に明らかになってきています。

　一方，残りの7割程度の人でも，顔面や歯の形成に影響を及ぼす先天異常や栄養障害のあった人は少なくて，むしろ乳幼児期の呼吸や発声，咀嚼，嚥下などの機能の発育が順調でなかったために，顔面の骨格や筋組織が順調に発育せず，結果として歯並びが乱れて咬み合わせもずれているのです。

　歯並びや咬み合わせ，顔つきの問題の多くは，生まれつきではなかったのです。

　新生児が産声を挙げて生まれると，呼吸をし，母乳を飲み，泣き笑いを繰り返しながら育ちますが，その過程で頭頸部の骨格とそれを支える筋組織が発育をします。そして遊びや会話，食事などの日常の動作を通して，顔面と口の筋機能が成熟をするのです。乳幼児期に顔面と口の筋機能がどのように発育するかによって，その後の顔面と口の発育が分かれ，歯並びや咬み合わせも違ってくるのです。

　この大切な時期に，顔面と口の筋機能が健全に発育するように働きかけること，これが口腔育成の基本です。そして，何かの原因で筋機能が健全に発育せず，歯並びや咬み合わせに問題が表れた場合に，筋機能を健全な発育過程へ戻そうと働きかけるのがMFT（筋機能療法）であり，その歯並びや咬み合わせを直接修正しようとするのが矯正治療です。口腔育成とMFTと矯正治療の間には，相互に密接な関連性があるのです。

　矯正治療は20世紀に目覚しい発展を遂げましたが，そのために，歯列や顎骨の異常を矯正装置を駆使してメカニカルに改善することが矯正治療であると誤解している人がみられます。しかし実際には，呼吸や発声，咀嚼，嚥下などの異常や習癖を診察し，MFTを組み込んでいる矯正歯科医は少なくありません。メカニカルな矯正治療だけでは効率も悪く，治療後に後戻りもしやすいからです。

　歯並びや咬み合わせ，顔つきは生まれつきであって，見た目を治すのは美容にすぎないと考える人が今でもいるかもしれません。しかし，顔面と口の形態の問題は機能の問題と無関係ではなく，咬合育成についても，矯正治療についても，MFTのセンスが必須になっているのです。

平成19年8月

鹿児島大学名誉教授　伊藤　学而

形態と機能の調和を求める医療―MFT

　咬合の発達過程では，"形態と機能"の2つの大きな因子が関与しています。その両者は，相互に影響しあいながら発達しますが，正常・異常を問わず，2つの因子の調和している状態がゴールとなります。

　たとえば，哺乳期の顎関節の形は，哺乳行動という機能によって支配されますが，乳歯の萌出後に開始する顎運動は，歯の被蓋関係という形態の要素により誘導され，その後の規則的に動く顎運動の機能要素が，こんどは顎関節窩の形成を促します。そのようにして形作られた顎関節の形態が，定型的な顎運動パターンを成熟させてゆくといった具合です。つまり形態は機能を，機能は形態をコントロールし，その間の関係はまさに表裏一体をなすもので，どちらかが一方的に重要であるとは言えないのです。しかし，治療学的に見ると，歯や歯列などの形態要素に対処するほうが，結果も早いということがあり，取り組みやすい一方，機能要素への対応は，それこそ形に見えにくく，時間もかかってとっつきにくいということがあるように思われます。さらに機能要素への対応は，治療装置により物理的な力に頼って治療するのではなく，患者さんの日常生活のなかに融和して取り込まれていなければ，成果は期待できません。とくに発達期の子どもにおいては，個々の生活基盤や生活習慣を十分に考慮し，時には私的な奥深い面にも介入しなければ，治療のゴールが得られない場合もあります。

　本書「MFT入門―初歩から学ぶ口腔筋機能療法―」では，これらの点について十分な考察が行われています。MFT療法の過去と現在についての簡明な記載に始まり，実際の治療法が，詳細かつ臨床応用に即して記述され，さらには，先に述べた子どもの発達状況や取り巻く環境に配慮しながら治療を進めてゆくという，治療にあたる者が基本的にとるべきコンセプトという意味でも，同感できる記述が諸所に見られます。

　最近，子どもの医療の分野では，「成育医療」という言葉をよく耳にいたします。「成育医療」とは，診療科や年齢の枠を越え，妊娠，胎児から出生，小児，思春期を経て成人への発達に関わる医療を，総合的かつ継続的に診ていく，新しい概念の医療ということであります。これを「口腔領域の歯科医療」に当てはめてみますと，発育過程全般における歯科医療を，歯科の各分野に隔てられることなく，総合的かつ継続的に診ていくということになります。ここでは小児歯科や矯正歯科などのカテゴリーにこだわることなく，口腔領域の発育過程全般における総合的かつ継続的歯科医療のためバリアフリーの状態で対応すればよいのです。本書の著者の構成を拝見しますと，コデンタルスタッフの参加も含めて，まさにバリアフリーな歯科医療のありかたを示唆しておられるように思われます。このことは最終章にMFTの将来展望として明瞭に示されております。

　そういう意味では，これから口腔筋機能療法に取り組んでみたいと考えておられる方，すでに十分な経験をお持ちの方が今後のあり方を含めて再確認してみたい場合など，歯科医師であれ，歯科衛生士であれ，あるいは医科の領域でも，そしてご両親を含めて，子どもの健全な発達に寄与したいと考えておられるすべての人々にお勧めしたいと思います。

平成19年9月

松本歯科大学病院長
九州大学名誉教授　　中田　稔

まえがき

　日本の口腔筋機能療法（MFT）導入の歴史は,『Oral Myofunctional Disorders』の著者で, アメリカでの筋機能療法の開拓者として有名なバレット先生（アリゾナ州, ツーソンで筋機能療法専門開業）を昭和53年に招いた東京での講習会開催に始まりました。その後, 昭和56年より,『Oral Myofunctional Therapy』の著者であるジックフーズ夫妻（カリフォルニア州, サクラメントで筋機能療法専門開業）を招き, 今日まで30年以上が経過しました。

　MFTは, 80数年前にアメリカで矯正歯科医ロジャースが創案した筋訓練法であり, 矯正歯科分野で認知されていました。そのため, 初期の受講者は矯正歯科医や矯正歯科医院に勤務する歯科衛生士が多く参加していました。その後, 講習会を重ねるごとに, 小児歯科医, 一般歯科医, 歯科衛生士へと広がり, 最近では, 構音指導に活用するために小中校の難聴・言語障害通級指導教室で指導する教員や歯科大学病院のリハビリ科の言語聴覚士, また中途障害者の口腔リハビリへの活用のため関心のある歯科衛生士や一部の看護師等が参加しています。時代の変化とともに医療の質の向上が求められ, 歯科分野においても口腔機能として"咀嚼, 嚥下, 発音, 呼吸"への関心が高まってきています。MFTは, 矯正歯科分野での"舌突出癖の指導"だけではなく, 幼児を対象にした"口腔機能を育てる"訓練に, また中高年の中途障害者を対象にした"口腔機能のリハビリ"への活用など, 幼児から高齢者まで活用範囲が広くなってきました。MFTは, 歯科医療のなかだけでなく, 口腔機能の回復手法として社会で認知され, 市民権を得ているといえます。日本は, 世界でも急速に少子高齢化が進み, 医療関係者を含めてこれまでにない多用な役割が期待されています。歯科においても, 食育, 育児支援が大きなテーマになり, 歯科医師, 歯科衛生士が関わる育児支援は, 食育, 口腔機能の育成やリハビリ, 口腔習癖の指導, 早期矯正治療, 構音指導など歯科医療の視点から何ができるか捉え直すようになっています。

　口腔機能（咀嚼, 嚥下, 発音, 呼吸）に視点を移せば, 歯科医や歯科衛生士が関われる未開拓な分野はたくさんあると思います。歯科衛生士学校は, 一部では4年制, 多くは3年制に移行して実力のある歯科衛生士が求められ, 歯科衛生士の役割も高まっています。これからは小児歯科, 矯正歯科分野, 一般歯科においても訪問歯科や在宅歯科診療分野では, 口腔機能の育成, リハビリに携わる付加価値を持ったワンランク上の歯科衛生士が求められています。その意味において, 今後MFTは歯科衛生士の新しい役割として注目されるでしょう。

　この本は, 歯科衛生士学校の学生の副教材, 第一線で働く歯科衛生士, 言語聴覚士などを対象に執筆されています。是非, MFTを育児支援, お口の体操のように高齢者, 中途障害者の口腔リハビリなどの機能回復に活用し, 歯科衛生士としてのスキルアップとして使って頂きたいと思っております。今後, 咀嚼, 嚥下, 発音, 呼吸などの口腔機能に関心が, ますます高まることを執筆者一同は期待しております。

平成19年8月

監修者　山口　秀晴, 大野　粛英, 嘉ノ海龍三

目 次

執筆者一覧 iii
推薦文／伊藤学而 iv
推薦文／中田 稔 v
まえがき vi

1. 筋機能療法とは

1. 外国の口腔筋機能療法の歴史／大野粛英 1
2. 日本における口腔筋機能療法についての評価と歴史／大野粛英 4

2. 口腔習癖の種類

1. 指しゃぶりの原因と影響／三輪康子・大野粛英 7
2. 舌突出癖の種類／舩木純三 11
3. 舌突出癖の原因と影響／舩木純三 13
4. 口呼吸の原因と影響／茂木悦子・山口秀晴 16
5. 口呼吸，舌突出癖と口腔衛生（歯肉炎，プラークの沈着など）／川端順子・嘉ノ海龍三 19

3. 舌突出癖の発音への影響 ―構音指導とMFT

山下夕香里・石野由美子 23

4. 正しい嚥下と誤った嚥下

1. 乳児の正しい嚥下の獲得過程と嚥下機能の発達／向井美惠 33
2. 嚥下の発達／茂木悦子・山口秀晴 38
3. 摂食，咀嚼，嚥下／茂木悦子・山口秀晴 40
4. 舌圧，指しゃぶり圧の測定／末石研二・山口秀晴 43

5. 指しゃぶりの指導
1. 幼児・小児を対象にした訓練（MFT，噛む）／井上美津子　47
2. 低出生体重児を対象にした訓練／曽根由美子　57

6. コンサルテーションと評価
／高橋未哉子・高橋　治
1. 動機づけ，行動変容　61
2. 診療室へのMFTの取り入れ方　62
3. 歯科衛生士の役割と歯科医師との連携　65
4. 使用材料，ビデオ撮影，記録　68

7. 舌突出癖の指導
今村美穂・橋本律子・川端順子・寺田典絵・佐藤香織　74

8. MFTの応用例
1. 小児歯科治療でのMFT／川端順子・嘉ノ海龍三　109
2. 矯正歯科治療でのMFT／高橋未哉子・高橋　治　118
3. 胸鎖乳突筋活動の左右差を是正し咬合の改善を行った混合歯列前期症例／近藤悦子　123
4. 外科的矯正治療でのMFT／末石研二・山口秀晴　127
5. 成人のMFT／石丸美鈴・石丸俊春　130
6. トレーニング後の管理／川端順子・嘉ノ海龍三　135

9. 日本におけるMFTの将来展望
橋本律子・大野粛英　140

1. 筋機能療法とは

　不正咬合の中でも，開咬や上顎前突は家系の遺伝だけでなく指しゃぶりや舌突出癖，アレルギー性鼻炎や扁桃肥大などによる口呼吸などによって引き起こされます。歯の位置は，歯列を取り囲む舌や口腔周囲筋のバランスにより影響を受けています。いうなれば，不正咬合の成立には形態と機能がお互いに影響しあっており，"ニワトリが先かタマゴが先か"というように「原因と結果の関係」です。

　口腔筋機能療法(以下MFTと略す)は，指しゃぶりなどにより二次的に生じた舌突出癖や口呼吸により弛緩した口唇を，舌や口唇の訓練によって調和のとれた状態に改善する療法で，咀嚼，嚥下，発音，安静時の舌位や口唇位，呼吸などの口腔機能の改善を目指して，舌や口腔顔面筋を訓練し筋肉を協調させる療法です。

1. 外国の口腔筋機能療法の歴史

　矯正歯科や小児歯科分野において口腔習癖と不正咬合についての研究やMFTのエクササイズなどには，長い歴史がありますので紹介します。

　1)エドワード・アングル　1907年

　アングルは，近代歯科矯正学の父と呼ばれています。鼻閉塞は，口呼吸の主な原因であり，矯正治療中の歯牙移動やあと戻りと関係する。そして，舌突出癖は，不正咬合と大きな関係があると述べています。

　2)B.F.リッシャー　1912年

　リッシャーは，口呼吸が，歯列や顎骨の形態を変えると述べています。後に，ロジャースの筋訓練法を"筋機能療法"と名づけました。

　3)アルフレッド・ロジャース　1918年

　ロジャースは，舌や口腔周囲筋の不調和があると不正咬合を生ずると述べています。開咬は，舌突出癖による結果であるとし，金属製の口輪筋訓練器，ゴム製の訓練帯などの道具を考案し，舌や口腔周囲筋の筋訓練法が有効であると紹介しました。舌突出癖に習癖除去装置の装着をおこなったのですが，治療結果に落胆したのです。そして，"歯列を取り囲む舌と口腔周囲筋のバランスは，自然の矯正装置である"という考え方を発表しました(図1)。

　4)トラスデール＆トラスデール　1937年

　トラスデールは，嚥下中の舌圧により，開咬や空隙歯列などの不正咬合が起きると述べま

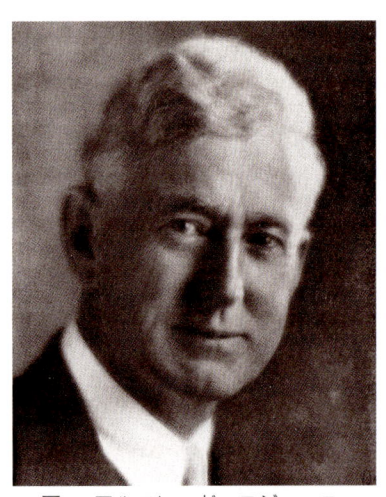
図1　アルフレッド・ロジャース

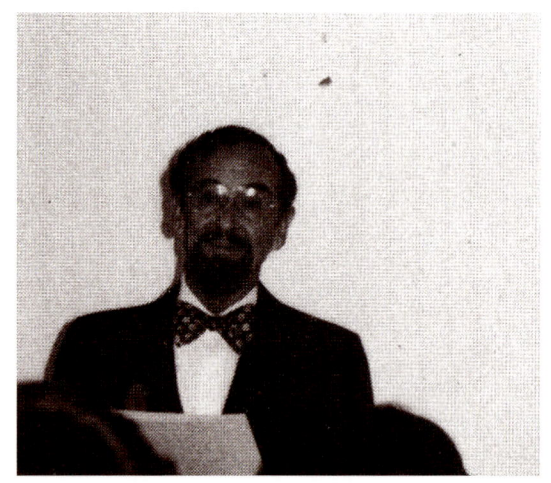
図2　リチャード・バレット

した。

　5）ウォルター・ストラゥブ　1960年

　ストラゥブは，異常嚥下に注目し，舌の運動，発音と不正咬合に因果関係があると発表しました。当時は，言語療法をベースにした筋訓練をジックフーズが指導しており，現在のMFTの基礎につながりました。

　6）リチャード・バレット　1961年

　言語療法士で筋機能療法士のバレットは，舌突出癖の治療に使用するハビットブレーカーのトゲやフェンスは，患者に苦痛を与える方法であり舌の訓練にはならない。食べ物と液体を後方に集めて送る"嚥下の口腔相"は，反射でなく随意運動であるため，言語療法と同じように舌突出癖の訓練は可能であると主張しました。バレットは，1978年「Oral Myofunctional Disorders」という本を出版し，筋機能療法を臨床的な療法として確立しました（図2）。

　7）W. J. ターリー　1969年

　矯正歯科医のターリーは，発音や口腔習癖が，幼児期に学習して残った舌の誤った行動型であるとし，異常嚥下は舌の訓練により再教育できると主張しました。

　8）ウィリアム・ジックフーズ　1974年

　言語療法士で口腔筋機能療法士のジックフーズは，バレットとともに，口腔筋機能療法の臨床的なエクササイズを考案しました。1957年にカリフォルニア州サクラメントで筋機能療法専門開業し，アメリカの各地や日本でジュリー夫人とともにコースを開催し，MFTの普及に努めています（図3）。

　9）マービン・ハンソン，サミュエル・フレッチャー，ロベルト・ピアース等の言語療法士

　言語療法士の多くが，それぞれ筋機能療法のエクササイズを工夫し，臨床的な療法として体系づけをおこないました。

第1章——筋機能療法とは

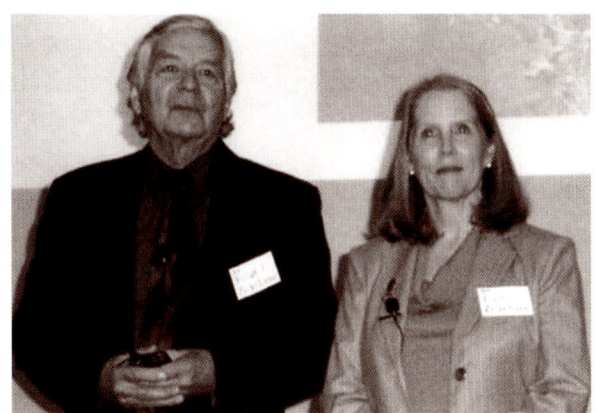

図3　ジックフーズ夫妻

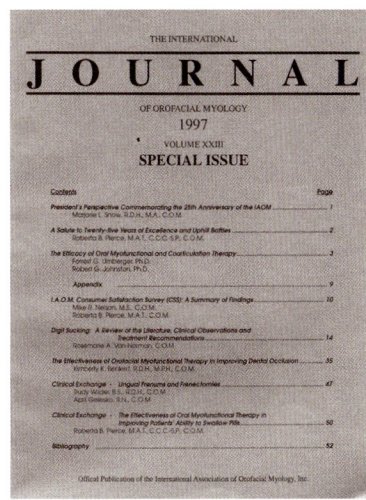

図4　IAOMの会誌

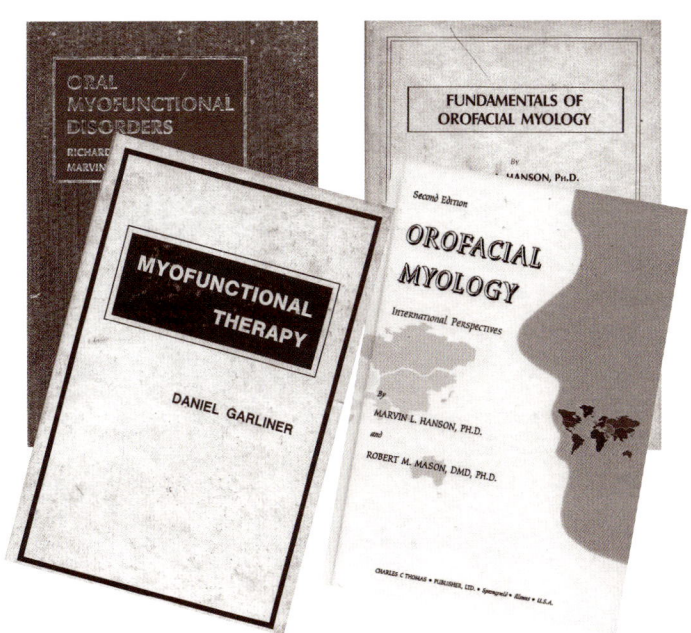

図5　アメリカで発刊されたMFTの本

10) International Association of Orofacial Myology(IAOM)という組織
　　http://WWW.IAOM.com

　アメリカでは，口腔筋機能療法士の団体が1971年に発足しました．言語療法士，歯科衛生士，看護師などが，IAOMによる所定の研修や認定試験を受けて筋機能療法士としての資格を得ています．現在，アメリカには，約200人の口腔筋機能療法士がおり，MFTで専門開業または言語療法とMFTの両方を開業する言語療法士がいます．アメリカでは，歯科医が舌突出癖の訓練を口腔筋機能療法士に依頼し，チームアプローチで治療を行っています（図4，5）．

2. 日本における口腔筋機能療法についての評価と歴史

　日本の大正期，昭和初期の矯正歯科の教科書には，1918年に発表されたロジャースの筋訓練法が紹介されています。しかし，戦前や戦後の混乱期には，筋機能療法についての情報は，ほとんど日本に入ってきませんでした。
ここでは，日本の矯正歯科の教科書や論文などに記載されたものを中心に紹介します。

　1）榎本美彦　1930年

　榎本は，自著の中で機能的保定法として「筋肉の機能的改善に対しては種々なる筋訓練法 Muscle Training が推奨されている」と，ロジャースの方法は単純にして有効であると紹介している。具体的な方法として，弾性ゴム片を強く噛み前方および側方に牽引する運動，口唇の訓練器，口唇で保持する金属板，下顎をできるだけ前方に突出し，上顎前歯の外側を覆う翼突筋の訓練，咬筋などの訓練である，と紹介している。

　2）高橋新次郎　1948年

　高橋は矯正歯科の教科書で，「筋訓練だけによって矯正治療を行うことは比較的まれで，通常は他の器械的治療法を併用するか，あるいは動的処置の終了後，この方法を用いて顔面筋，咀嚼筋等の正常な発育，ないしは機能を促進させるために利用されるものである」と紹介しています。

　3）榎恵　1955年

　榎は日本矯正歯科学会誌に「舌の形態と機能の異常の矯正学的意義について」発表し，舌沈降（低位舌のこと），位置異常，弄舌癖，異常嚥下について報告しています。異常嚥下を習癖として取り扱うアメリカ学派の考え方と異常嚥下は未熟な嚥下行動が残っているというイギリス学派の意見を紹介しています。

　異常嚥下の治療法について，①習癖除去装置の利用，②機能的装置（アクチベーターなど）の利用，③嚥下訓練法，の三つを紹介しています。この嚥下訓練法は，筋訓練法のことです。

　4）神山光男　1971年

　神山は「開咬-診断と治療」を発表し，「異常嚥下や舌突出癖のように，生理的に必要な嚥下や発音などの運動が歪められているものに正常な運動を学習させるため，米国では筋訓練が行われている。この訓練法を矯正臨床の合間に実施するには，常にわずらわしさを感じている，米国では，スピーチセラピーという独立した臨床分野があって，その専門家が嚥下運動を含めて口腔周囲筋の訓練を行ってくれる」と紹介しています。

　5）内田晴雄　1972年

　内田は「悪習癖の防止策」を発表し，「わが国では，スピーチセラピーは未開拓な分野といっ

てよく，これらの事もわれわれの手に委ねられている。また，時間的にも，知識，技術の面からも充分でないスピーチセラピーは，将来大いに発展してもらいたい分野である」と紹介しています。

　6）小椋正　1976年，1978年

　小椋は「機能的筋訓練法」，「咬合誘導の立場からみた機能的筋訓練法について」を発表し，「筋機能療法と矯正治療を併用することにより，異常嚥下のある治療不能な症例のあと戻りを防ぐことができる」と紹介しました。

　7）上条未哉子，大野粛英　1977年

　上条と大野は「矯正診療における歯科衛生士の役割-舌癖のトレーニング」を発表し，「矯正治療をスムースに進めるために歯科衛生士が協力してMFTを指導する必要がある」と紹介しました，そして，MFTを"舌癖のトレーニング"と分かりやすく表現しました。当時の情報は，文献による知識であり，手探りの状態でした。

　8）大野粛英　1978年

　バレットが1978年に「Oral Myofunctional Disorders」を発刊した機会に連絡を取り，MFTのベーシックコースをアリゾナ州ツーソンで受講しました。MFTを指導しても問題のある症例を持参し，アドバイスを受けました。そして，友人の矯正歯科医から要請があり，バレットを1978年に日本に招き，筋機能療法のコースを開催しました。1986年に，「マイオファンクショナルセラピーの臨床」を歯科衛生士とともに出版し，MFTの普及に貢献しました。ジックフーズ夫妻による日本でのMFTコースのコーディネーター，MFTや指しゃぶりの本を出版しました。

　9）高橋未哉子（旧姓　上条未哉子）　1979年

　高橋は，1979年にバレット，ジックフーズのオフィスに滞在して研修し，歯科衛生士の立場でMFTについて発表し，MFTの普及に努めています。アメリカのIAOM認定の筋機能療法士です。

　10）山口秀晴　1998年

　山口は，外科的矯正治療の手術前後にMFTを指導すると術後の咬合の安定性が高まると発表し，舌圧，口唇圧の研究をおこない，MFTの発展に貢献しました。ジックフーズ夫妻による日本でのMFTコースのコーディネーター，MFTや指しゃぶりの本を出版しました。

　11）MFTの発展に貢献した嘉ノ海龍三，高橋治

　矯正歯科，小児歯科領域でMFTの活用について，多くの矯正歯科医，小児歯科医が，歯科衛生士とともにその発展に協力しています。嘉ノ海，高橋は，ジックフーズ夫妻による日本でのMFTコースに協力しMFTの発展に貢献しています。

　12）MFTの発展に貢献した歯科衛生士

1978年より日本で開催されたバレット，ジックフーズ夫妻によるMFTコースでは，多くの歯科衛生士がインストラクターとして協力しました。ジックフーズ夫妻によるMFTコースのインストラクターとして，またMFT研究会の役員として石野由美子，川端順子，寺田典絵，橋本律子，佐藤香織がMFTの普及に協力しています。

13）言語療法にMFTを導入した言語聴覚士

　大学の言語療法科の湧井豊，藤井和子は，「側音化構音の指導研究」，「口腔筋機能療法の臨床—言語障害とMFT—」で　MFTが言語療法に有効であると発表しました。大学病院の口腔リハビリ科の言語聴覚士である山下夕香里は，言語療法や障害児の筋訓練にMFTを活用しています。横浜市立の小学校の言語聴覚士の立川カツヨは，言語療法の前段階に口腔環境を整える訓練にMFTが有効であると積極的に導入しています。

14）MFTの講習会，研究会

　　http://WWW.Otakahashi.com/JSMFTapplicationform.Htm

　1978年，東京のホテルニュージャパンでバレットによるMFTコースが開催されました。バレットは2回コースを開催し，その後，1981年よりジックフーズが引き継ぎ，17回コースを開催しています。近年，口腔機能に対する関心が高まり，矯正歯科，小児歯科分野だけでなく，人の成長，成熟，老化というライフステージに合わせて各分野でMFTが活用されるようになりました（図6，図7）。

　日本口腔筋機能療法研究会は2002年に発足し，年1回大会を開催しています。口腔習癖の研究，大学の専門家による特別講演や教育講演，指しゃぶり，嚥下，発音，口腔リハビリなどについてのシンポジウム，口演発表などが歯科衛生士を中心に，歯科医がサポートして活動がおこなわれています。

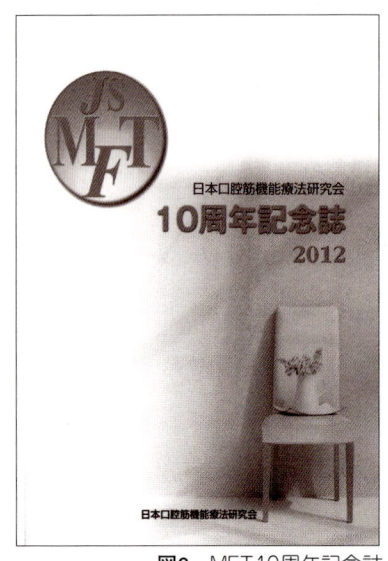

図6　MFT10周年記念誌

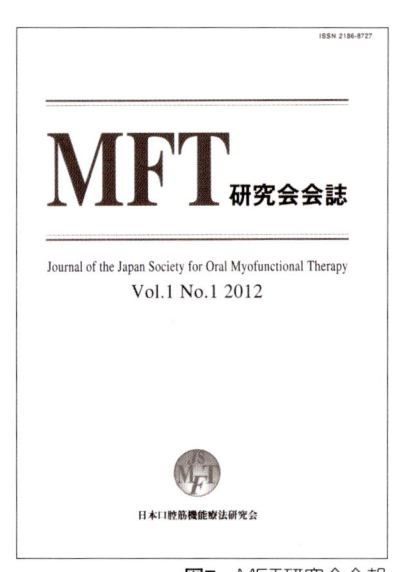

図7　MFT研究会会報

2. 口腔習癖の種類

1. 指しゃぶりの原因と影響

1）指しゃぶりの原因

　指しゃぶりの原因は，子どもの「身体と心の発達」という視点から捉えられることが多いようです。

　胎生20週頃から見られる指しゃぶりをしているような状態は，出生後すぐに自力で母乳が吸えるように，母胎内で準備しているためではないかと考えられています。
指しゃぶりの原因については，いろいろな学説があるので紹介しましょう。

　（1）子どもの成長・発達に伴う生理的な指しゃぶり

　①探索―口唇―吸啜反射

　新生児には，口唇周辺に乳首様のものが触れると，口をその方向に向ける探索反射，それを口唇ではさみ込むようにして口の中に取り込む口唇反射，さらに舌を使って吸う吸啜反射という原始反射が備わっています。生後2カ月頃になり，手の動きが活発になると，偶然，口に触れた手指を吸う行動が見られ，原始反射と手が結びついた動きが始まります。3～4カ月頃になると，自分の手をじっと見つめたり，口に持っていく動きが見られます。この頃から，原始反射的な動きは，徐々に弱くなり随意的な運動に変化していきます。

　この時期の指しゃぶりは，「反射的な吸啜」から食べ物を「噛んで呑み込むという随意的な運動」が必要とされる離乳期のステップへ移行するための発達を促す役割を果たすもので，機能の発達面での意義があると考えられています。

　5～6カ月以降，おすわり，ハイハイ，立ち上がりと月齢が進むにつれ，手足の運動機能が急速に発達し，行動範囲も視野も広がります。手でものを握ることができるようになると，指だけでなく身の回りの手に触れたものを握り，口に入れて，なめたり，しゃぶったりする行動が見られるようになります。感覚の鋭敏な口や手を使って，感触や味などから身近に存在する物をさぐって認知し，しゃぶることでさらにその感覚が高められるという重要な役割を果たしていると考えられています。

　乳児期後半になって，さらに神経筋の発達により，手指を使ってものがつかめるようになると，口を使っての認識は不要となり，指をしゃぶるという機能発達面での意義は薄れ，指しゃぶりは徐々に減ってきます。

2歳頃までの指しゃぶりは，生理的な範囲に含まれ，歯並びに影響が出たとしても，指しゃぶりをやめれば自然治癒が期待できるため，習癖としてとらえないのが一般的です。
　②吸啜の不足
　乳児にとって吸啜は，本能的な衝動であり，口からの刺激は"快い"刺激として，感覚的な満足感を与えると考えられています。
　例えば授乳時間や母乳の不足，早期離乳などこの要求が授乳期に十分満たされないとき，乳児に不満足感が残り，代償的に指をしゃぶって満たそうとすることが指しゃぶりの原因になるという考え方です。
　③吸啜のスージング（癒し）効果
　吸啜には，不安や不快を和らげる癒しの効果があることが知られています。泣いている子にゴム乳首をくわえさせると，たとえ母乳やミルクが出てこなくても泣き止みます。また指しゃぶりをする赤ちゃんの方が，寝つきが良くて激しい夜泣きも少ないことから，安定した睡眠にも役立っていると思われます。
　子どもは空腹，眠い，退屈，見知らぬ人と出会うなど，不快や不安な状況に出会ったとき，吸啜行為を行なうときがあります。指しゃぶりはこれらを自力で解消するのに役立っていると考えられています。
　(2)学習の過程で単に習癖として残ったもの
　3歳を過ぎ，保育園や幼稚園で集団生活を経験するようになると，社会性の発達とともに，友達と遊ぶ機会が増え，昼間の指しゃぶりは減ってきます。ほとんどの子が4歳頃までに指しゃぶりを自然にやめていくのが通常です。一方，眠くなった時，就寝時，不安や緊張の強い時など，ある決まった状況下でのパターン化した指しゃぶりが見られます。
　このような場合，指をしゃぶることで"快い"という感覚，そして"安心"できて"落ち着く"という精神的充足感が味わえることを学習し，無意識に何度も繰り返すうちに，1つの癖として身に付いてしまったことが原因ととらえる考え方があります（学習説）。
　生理的な指しゃぶりの時期を過ぎて，4歳～5歳ごろまで持続する"頑固な指しゃぶり"の多くは，この学習説で解釈できます。学習説は，臨床心理士や歯科医などから支持されており，行動変容により指しゃぶりをやめさせる根拠になっています。

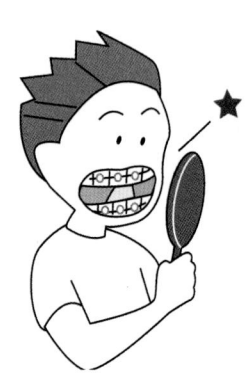

　(3)子どもの気質と環境
　指しゃぶりをする子どもは，内向的な性格と思われがちですが，臨床現場では活発で表面的には陽気に見える子どもにも指しゃぶりが多く見られます。一般的に，指しゃぶりを続ける子どもの性格は，敏感で感受性の強い傾向が見られます。

社会環境としては、主に保育園・幼稚園・学校・遊び仲間との対人関係など、家庭環境では、両親・兄弟姉妹・祖父母などを含めた家族関係、特に母親の子どもへの関わり方が指しゃぶりの発現に深く影響すると考えられています。

(4) 心理的要因

小学校に入学する学童期になっても指しゃぶりを続ける子どもの中には、子ども自身あるいは子どもを取り巻く家庭環境などの影響が指しゃぶりを持続させる原因となっている場合もあります。指をしゃぶる行為だけに目を向けるのではなく、「なぜ指しゃぶりをしているのか」、「家庭環境や親子関係」などにも注目した対応が必要になります。家庭環境や親子関係など心理的な原因が指しゃぶりの背景に考えられるとき、臨床心理士などによる相談が必要になるケースもあります。

2) 指しゃぶりの影響

4、5歳すぎまで継続した指しゃぶりは、不正咬合だけでなく、前歯で噛めない、うまくのみ込めない、不明瞭な発音をする、口を開けて呼吸するなど口腔機能への影響が生じてきます。

【指しゃぶりの影響】
1. 歯列、咬合への影響—開咬、上顎前突、V字型歯列、交叉咬合
2. 口もとと側貌への影響—口もとの突出、口唇閉鎖不全
3. 機能面への影響—開咬症状のため、前歯で噛めない、異常な嚥下、不明瞭な発音
   　　　　　　　　口唇閉鎖不全による口呼吸
4. 心理面への影響—恥ずかしさ、劣等感
5. 皮膚への影響—指ダコ、指のふやけ、口唇の乾燥

(1) 歯列、咬合への影響

指しゃぶりの影響は、歯列や咬合に顕著に現れます。指しゃぶりにより、前歯部に生じた開咬や上顎前突は、保護者にもわかるため、歯科医に相談するきっかけになります。

指しゃぶりによる影響は、骨の硬さ、筋肉の強さ、遺伝的要因（顔面骨格型）などに加えて、しゃぶる指の種類や頻度、持続時間、吸引の強さなどによって個人差が生じます。

指しゃぶりをする子どものすべてが不正咬合になるわけではありませんが、指しゃぶりが長期間続くほど歯列や咬合への影響は大きくなります。

最も多くみられる親指しゃぶりは、親指の掌面が上顎前歯舌面、歯槽部、硬口蓋を圧迫し、親指の背面は下顎前歯と接触します。その結果、上顎前歯は上方あるいは唇側に、下顎前歯

は舌側に傾斜します。また，親指の背面は，支点となって下顎前歯部を圧下させ，混合歯列前期では永久前歯の萌出を妨げることがあります。

指を強く吸うタイプでは，頬筋が収縮し，上顎歯列が内側へ傾斜して歯列が狭窄してV字型になります。そして，上下の乳犬歯が咬合時に干渉して片側性臼歯部交叉咬合になることがあります。

4歳以下で，軽度の上顎前突であれば，指しゃぶりをやめることにより自然治癒が望めます。しかし5歳以上，特に混合歯列前期まで指しゃぶりが続いた場合には，開咬や上顎前突といった不正咬合を引き起こします（図1）。

（2）口もとと側貌への影響

指しゃぶりが長期間続き開咬や上顎前突になると，口もとも突出してきて口唇が閉鎖しにくくなります。そのため，いつも口をポカーンと開けて口呼吸をするようになり，口唇の筋肉は緊張がない弛緩した状態になります（無力唇）。さらに，上唇は短く翻転した状態（ショートリップ）が残ります。

（3）機能面への影響

指しゃぶりが長く続くと，上下前歯間に空隙が生じて開咬状態になります。その結果，前歯で食べ物を噛み切れない，口唇を閉鎖しないでクチャクチャ音を立てながら食べるなど捕食や咀嚼の問題，また食べ物や唾液を飲み込む時に，舌を前方に押し出す"異常な嚥下"を行なうなど嚥下時の問題が生じてきます。

また，指しゃぶりにより生じた上顎前突により口唇を閉じることが難しくなるため習慣性の口呼吸を行うようになります。上下前歯間の空隙に舌を出して発音をするようになり，サ行，タ行，ラ行などの発音が舌たらずな不明瞭な発音になります。

指しゃぶりが長期化すると，指によって舌が下方に抑えられ，低位舌（舌が口腔内で低く位置する状態）などの問題が起きます。指しゃぶりは，開咬や上顎前突などの不正咬合だけでなく，親も気付かないうちに，二次的に咀嚼，嚥下，発音，呼吸などの口腔機能にも影響を与えることを知っておくことが必要です。

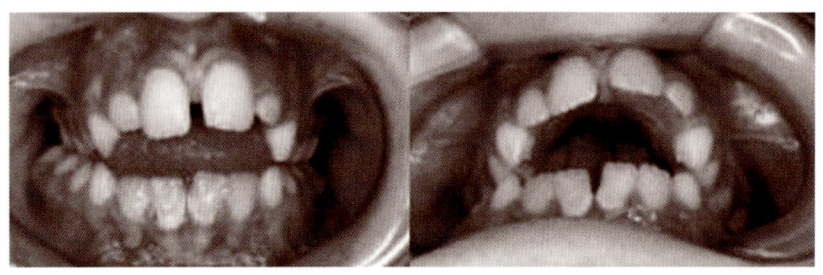

正面　　　　　　　　　　　下方から

図1　8歳9カ月　男子，長期間の指しゃぶりにより上顎前突，開咬，上顎歯列の狭窄，臼歯の交叉咬合などの影響が現れている。

（4）心理面への影響

4歳ごろになると，周囲から，「指をしゃぶるのはよくないこと」と注意を受けて，恥ずかしく思うことがあります。小学生以上になると，いつまでも指しゃぶりを止められない自分に対して，自信をなくし，口もとが突出した容貌に対して劣等感を抱くなど心理面への影響が現れることもあります。

（5）皮膚への影響

指をしゃぶることにより，指ダコができ，指がふやけ，口呼吸をしていれば口唇が乾燥しています。

● 引用文献
1) 大野粛英，他：マイオファンクショナルセラピーの臨床―舌癖と指しゃぶりの指導，日本歯科出版，1986.
2) 大野粛英，他：指しゃぶり，わかば出版，2004.
3) 井上美津子：指っておいしい？　母と子の「指しゃぶり」教室，青磁社，1991.

2．舌突出癖の種類

舌突出癖の分類は，米国の言語治療士であるバレットとジックフーズの分類がよく知られています。ここでは，ジックフーズの6つの分類（図2）を紹介します。分類方法は嚥下時に舌がどのように突出するか，または安静時の舌の位置により分類されています。

（1）前方突出型：嚥下時に舌が前方に突出し，安静時にも前方にある場合で2つのタイプがあります。

```
(1)  前方突出型
(2)  上下顎突出型
(3)  片側性突出型
(4)  両側性突出型
(5)  全突出型
(6)  下顎突出型
```

図2　舌突出癖の種類
　　　（ジックフーズの分類より）

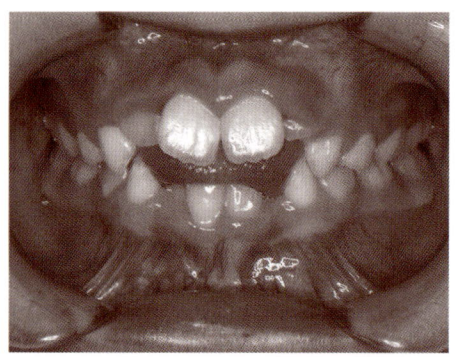
図3 前方突出型 開咬タイプ

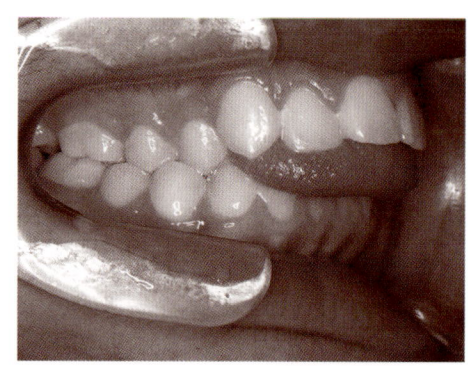
図4 前方突出型 上顎前突タイプ

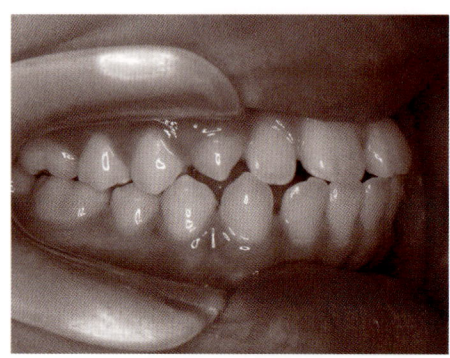
図5 上下顎突出型

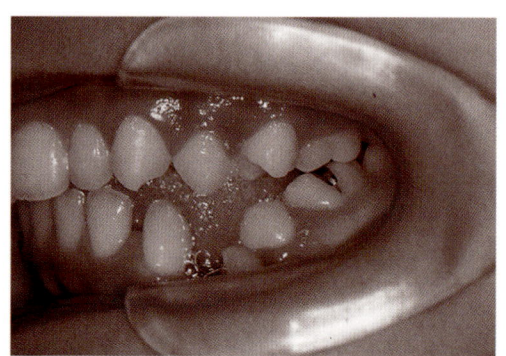
図6 片側性突出型

①前歯部開咬タイプ(図3)

嚥下時に，舌が前方へ突出して，安静時にも上下顎前歯の間に舌が位置しています。

②上顎前突タイプ(図4)

上顎前歯が舌圧により前方に傾斜し，オトガイ筋の緊張を伴い下唇下顎前歯は舌側に傾斜します。

(2)上下顎突出型(図5)

上下顎前突を示し，嚥下時に舌は上下顎前歯間に突出し，安静時にも前方位を示します。

(3)片側性突出型(図6)

嚥下時に舌は，片側の上下側方歯間に入り込み側方部の開咬が認められます。舌が突出していない方の側方部は咬合しています。安静時に，舌は，突出している側方部に介在しています。開咬している側の歯は，萌出がさまたげられ低位となり，ときに埋伏歯や低位歯が歯槽骨と癒着する骨性癒着を起こすこともあります。

(4)両側性突出型(図7)

嚥下時に，舌の突出が犬歯から小臼歯にかけての側方部に起こり，前歯は咬合していますが両側側方部に開咬が認められます。安静時は，側方部に歯の低位の状態と開咬が認められます。

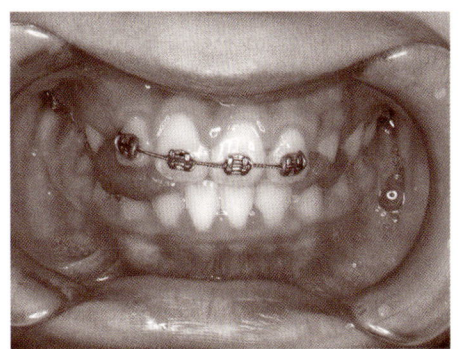
図7　両側性突出型

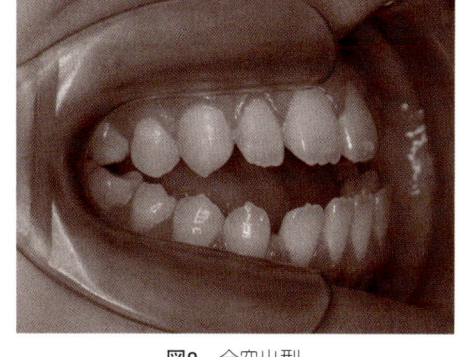
図8　全突出型

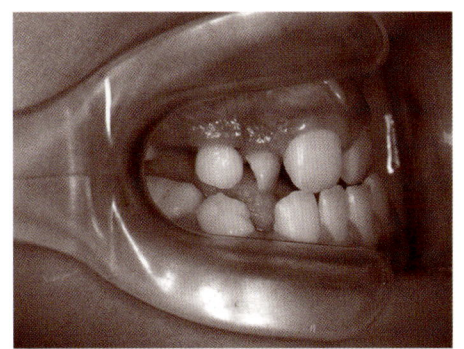
図9　下顎突出型

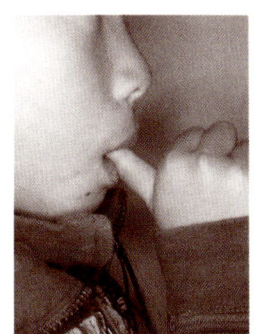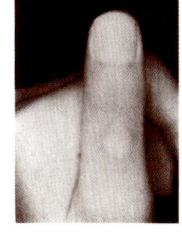
図10　指しゃぶり

(5) 全突出型（図8）

　嚥下時に舌の突出が全体に認められ，上下顎の歯は，後方臼歯のみで接触しています。安静時の舌は，低位状態にあり，特に巨大舌を伴う骨格性下顎前突者では，前方と側方部にわたって舌が突出していることが多く認められます。

(6) 下顎突出型（図9）

　嚥下時に，舌が機能的に下顎前歯舌面を前方に押し出すタイプと，下顎骨が全体に前方に突出していくタイプにわかれます。後者は舌が安静時に下顎平面より低位に位置しています。

　下顎の過成長を伴う骨格性下顎前突者に多く認められます。

3. 舌突出癖の原因と影響

　舌突出癖は，種々の原因が重複して起こる場合が多く，原因と歯列の形態が互いに影響し合っています。

1) 舌突出癖の原因

(1) 乳幼児期から長期に続く指しゃぶり（図10）があります。これは毛布やタオルなどを噛

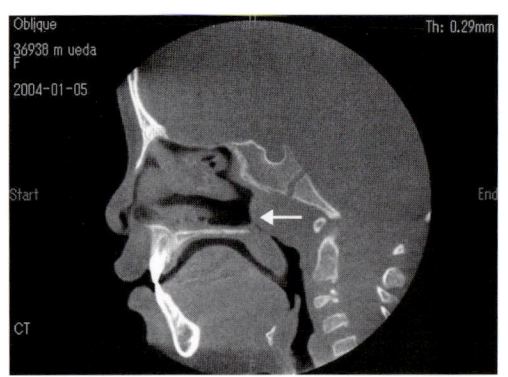

図11 肥大化したアデノイドを3D-CTで撮影

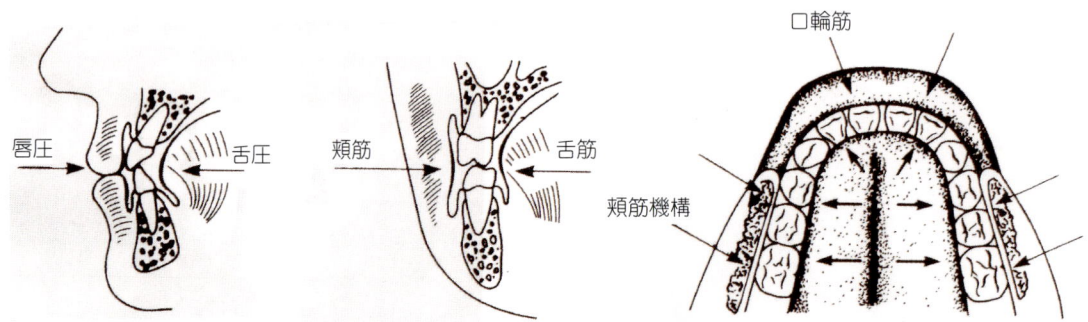

図12 歯と歯槽骨に働いている口唇，舌および頬の平衡力。（グレーバー著，中後ほか訳：歯科矯正学より引用）

図13 口腔周囲諸筋が歯列弓に及ぼす形態形成圧。（グレーバー著，中後ほか訳：歯科矯正学より引用）

む習慣があると，上下顎前歯の萌出を妨げ，前歯間にスペースが生じて開咬となります。この結果，嚥下時に上下歯間の間に舌を突出させ口唇を閉鎖します。

　(2)舌の形態的原因として巨大舌と舌小帯付着異常があります。巨大舌は，口腔容積に対して舌が大きいため前方や側方に突出し，開咬となります。また，舌小帯付着異常は，嚥下時に舌小帯の付着位置の異常から口蓋部に舌尖が挙がらず，低位舌となり嚥下時に前方へ突出します。

　(3)外傷や虫歯などのために乳歯が早期に喪失したり，永久歯の先天性欠如のため，上下歯間に舌が突出します。下顎骨の著しい過成長（劣成長）や上顎骨の劣成長（過成長）のために，上下顎の歯に隙間を生じ，そこに舌を突出することがあります。また，下顎運動時に歯の早期接触や咬合干渉を避けようとして，歯間に舌をはさみ込ませることがあります。

　(4)アレルギー性鼻炎，アデノイド（図11）や口蓋扁桃肥大などの鼻咽腔疾患があると口呼吸を生じ，気道閉鎖が起こります。このとき気道を確保する必要性から下顎を下げ，舌が低位や前方位をとり，嚥下時に舌を突出します。

　(5)口腔周囲筋の筋力低下（図12, 13）

　歯列弓の外側にある口輪筋や頬筋などの筋力が低下すると内側にある舌の力とバランスが

第2章──口腔習癖の種類

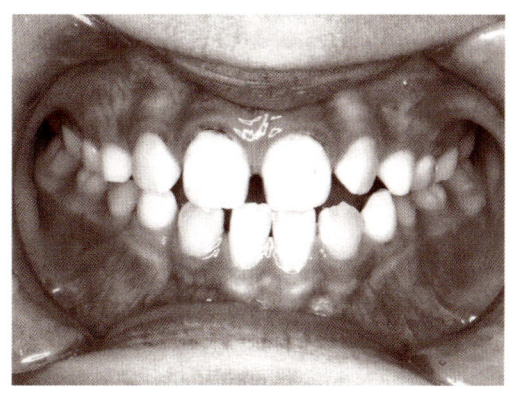

図14 空隙歯列

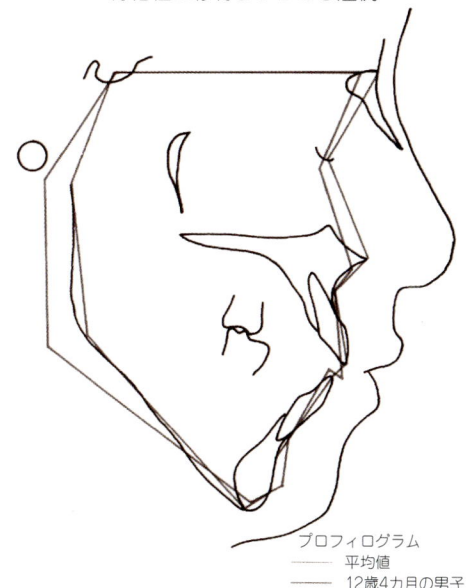

骨格性に移行しつつある症例

プロフィログラム
—— 平均値
—— 12歳4カ月の男子

図15 下顎の時計回りの回転による顔面高の増大

崩れ，歯が必然的に舌によって押され開咬となります。咀嚼筋の弱い人やミオパシー※では，著しい開咬となり舌突出が認められます。

2) 舌突出癖の影響

（1）機能的影響

嚥下時に舌突出癖があると舌が挙上しにくいため食塊を軟口蓋後方から咽頭部へ送ることが難しくなります。そのため口腔周囲筋（オトガイ筋など）の異常な緊張や下顎の下方への動きを伴う異常嚥下を生じます。また，舌突出癖により発語時に不完全な舌位のため発音が不明瞭になったりリスピング（/S/，/Z/を/θ/，/ð/など）のように不明瞭な発音となります。

舌突出癖が側方にあると，歯の萌出が妨げられ，咬合が不安定となり顎関節症の一因と考えられています。

（2）舌が嚥下時に上顎前歯を押していると，上顎前突，開咬や空隙歯列（図14）が生じやすくなります。また，低位舌で嚥下時に舌が挙上しにくい場合には，上顎臼歯が舌側に傾斜し，歯列が狭窄することもあります。また，安静時に舌が上下の歯間にあると，歯の萌出が妨げられます。一方，安静位に常に口を開けていると上顎最後臼歯の挺出が起こると，下顎が時計回りに回転し，顔面高が増大します（図15）。

（3）軟組織への影響

嚥下時の舌の突出によって口唇が閉鎖しにくくなることがあります（口唇閉鎖不全）。その

※ミオパシーとは：遺伝性の筋の変性疾患。筋肉の機能が失われる難病。

ため常時口が開いて口呼吸となり，口腔周囲筋，特に口輪筋や頬筋の筋力低下が起こります。口唇閉鎖不全で口唇が乾燥することに加えて，口呼吸で口腔内の衛生状態が悪くなり，歯肉炎が増加します。

(4) その他

嚥下時に舌の前方突出癖があると，舌が義歯や床矯正装置を押してはずれやすくなります。また，舌突出癖により，口唇閉鎖不全が起きると，口もとが突出し審美障害が生じます。

●引用文献
1) 大野粛英，他：マイオファンクショナルセラピーの臨床—舌癖と指しゃぶりの指導，日本歯科出版，1986.
2) 山口秀晴，他：口腔筋機能療法(MFT)の臨床，わかば出版，1998.
3) 山口秀晴，他：オーラルマイオファンクショナルセラピー—口腔筋機能療法の診査と指導法，わかば出版，1989.

4. 口呼吸の原因と影響

1) 口呼吸の原因

胎児は臍呼吸しており，生まれると同時に肺呼吸に変わります。肺呼吸は基本的に鼻呼吸です。新生児は哺乳し，哺乳中は鼻呼吸をしており，睡眠中も鼻呼吸です。生後6カ月頃からアー，ウーなど発語するようになります。これが口で意識的に息を吐く最初の行動と言われています。しかし，幼児頃から見られる口呼吸はいつ頃どのような理由ではじまるのでしょうか。

鼻呼吸が困難となると，代替えとして口を開けて息をします。鼻呼吸が困難になる理由は鼻閉です。鼻閉を起こすのは感冒いわゆる風邪で，風邪を引き鼻粘膜が腫脹すると鼻呼吸が困難となって口を開け息をします。生後6カ月を過ぎ，免疫効果が失われる頃，乳児は様々な病気にかかります(発語と同じ時期)。感冒はそのもっとも初期的，あるいは一般的なもので，感冒の発症，治癒を繰り返すことは，鼻閉とその緩解の繰り返しでもあり，鼻閉時の口呼吸が習慣化[1]してしまいます。

鼻呼吸障害を起こす状況・疾患としては，アデノイド，口蓋扁桃肥大，アレルギー性鼻炎，後鼻孔閉鎖，鼻腔異物，慢性副鼻腔炎，鼻中隔彎曲症，鼻茸や鼻腔腫瘍などがあり，特に大きな影響を受けるのは乳児期・幼児期・小児期で，臨床上最も問題となる疾患はアデノイド[2]や口蓋扁桃肥大です(図16)。

鼻呼吸障害で口呼吸となるのは，成人や急性期の病変でも起こりますが，口呼吸を常習としている乳幼児や小児における場合が一番重要と考えられます。このような場合，顎顔面歯列形態，心肺機能，精神身体発育などに影響を及ぼすと言われています。

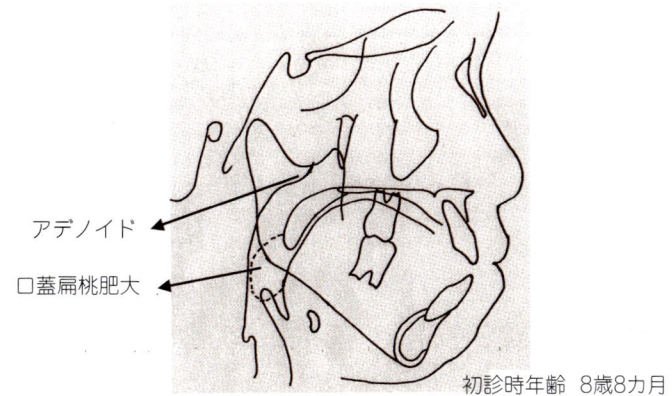

初診時年齢 8歳8カ月

図16 口蓋扁桃が肥大しているため気道の閉塞が認められる

　アデノイドや肥大した口蓋扁桃の切除などにより，口呼吸から鼻呼吸へと呼吸モードが改善する場合があります．心肺機能の改善だけでなく，顎顔面における改善と成長が促進されることがあるとの報告もあります．

　西原[5]によると，生後半年頃から発語するようになり，発語とともに口呼吸が始まるとしています．さらにこの頃，離乳の時期を迎え，おっぱいやおしゃぶりから離れた口は，空気を吸うようになります．実はこの離乳の時期が重要であり，日本では離乳の時期は1歳前後ですが，海外では3～4歳が常識で，おしゃぶりや授乳を1年でやめてしまうと鼻呼吸が定着する前に口呼吸を覚えてしまう，と西原は述べています．

　また，永久歯の萌出異常により，上顎前歯の交換後，上顎前歯の唇側傾斜や上下前歯の突出が認められる場合，口唇が閉じられず，鼻呼吸ができるにもかかわらず口呼吸が始まることが考えられます．いずれの理由にしても口呼吸は後天的なものです．

2) 鼻呼吸と口呼吸の違い

　私たちが吸い込む空気にはさまざまな病原菌が含まれていますが，鼻呼吸では病原菌の50～80％は鼻の粘膜に吸着され，処理されます．鼻呼吸の場合は，冷たくて乾いた空気でも，鼻腔で暖められ，湿度を含んだ状態でのどまで到達します．加湿が十分だと肺胞の粘膜から酸素がスムーズに吸収され，その結果，からだに十分な酸素が吸収され，脳が活性化され，筋肉も生き生きし，免疫力も向上すると言われています

　一方，口呼吸では口から吸入した空気は，そのままのどまで入ってしまい，のどの粘膜がさまざまな病原菌に無防備におかされることになります．のどには，温度，湿度の調節機能がないので，ほぼ吸い込んだときと同じ状態の空気がのどへ到達し，のどを乾かしたり，冷やしたりして，リンパ組織に損傷を与えることになります．空気が鼻腔を通らないと，鼻腔は汚れが停滞し，鼻粘膜が炎症を起こして肥厚し，その結果酸素が吸収されにくい環境とな

り，免疫力低下を招くといわれています。

3）口呼吸と摂食

　鼻呼吸が出来ず口で呼吸しながら食物を処理すると，食物の処理と呼吸が協調せず，むせやすくなります。摂食指導を始めるときには，鼻呼吸が可能かどうかを確認し，鼻呼吸が困難な場合や短い時間しかできない場合は鼻呼吸の練習から始める必要があると言われています。

4）口呼吸の口腔への影響

　口呼吸をしていると口を開いているため，舌を前方に押しだし，歯と歯の間に位置しているか，あるいは歯を内側から押しており，上顎前突，開咬，空隙歯列弓の原因になるとも言われています。

5）鼻呼吸の確認

　問診で子どもに鼻疾患や呼吸器障害がないことを確認し，鼻疾患がある場合はその治療を優先します。鼻疾患がないことを確認したら，下顎と口唇を介助してしっかり閉じさせ，鼻の下に鼻息鏡（小さな手鏡でも可）や細かく切ったティッシュなどをあてて，鼻呼吸の有無を確認します。ほとんどの場合，鼻呼吸が可能ですが，そのままストップウオッチなどで持続時間を計測します。鼻呼吸が出来ないかあるいは非常に短時間の場合は鼻呼吸の練習をします。

6）鼻呼吸の練習

　食事以外のリラックスしている時間に，1日数回，顎と口唇を閉じさせ奥歯を咬んで鼻呼吸の練習をします。時間を計りながら少しずつ鼻呼吸の持続時間を延ばしていきます。この時，苦しくなるまでがんばらないような注意が必要です。
　近藤[3]による呼吸の練習として，外出から戻った場合，または長時間会話しなかった場合，常にうがいをさせ，口腔内と鼻咽喉部を清潔，健康に保つようにし，上下口唇を閉じ，口を手で塞いで息をする練習，特に鼻で大きくフーフーと息を吐かせた後，胸を広げて息を吸い込ませます。このとき下顎を前方に移動させ，前歯部が切端咬合の状態にし，狭窄している咽頭部を広げさせて鼻呼吸の訓練を出来るだけ多くの回数行います。本来全く鼻呼吸ができないわけではなく，口呼吸が習慣化しているだけなので，鼻呼吸の促進は可能です。

● 参考文献

1) 大野粛英, 他：新歯科衛生士教本歯科矯正学, 全国歯科衛生士教育協議会編集, 医歯薬出版, 東京, p.39, 1993.
2) 田角　勝, 向井美惠：小児の摂食・嚥下リハビリテーション, 医歯薬出版, 東京, p.3-10, 2006.
3) 近藤悦子・阿曽ふみ子：指しゃぶりに起因した歯槽性の開咬を伴った上顎前突症例(MFTによる歯列弓形態の劇的な改善), 指しゃぶり, 大野粛英他編, わかば出版, 東京, p.254-257, 2005.
4) 中島庸雄：口呼吸の歯列への影響, 第65回日本矯正歯科学会大会抄録集120-121, 2006, 札幌.
5) 西原克成：重力対応進化学新しい医学・生命科学の黎明現代医学の盲点と生命科学の統一理論, 南山堂, p.85-92, 2005.

5. 口呼吸, 舌突出癖と口腔衛生(歯肉炎, プラークの沈着など)

1) 口腔習癖と歯周疾患

　歯周疾患患者の治療にあたり, 口腔衛生指導とプラークコントロール, スケーリング・ルートプレーニングなど, 炎症の除去を最優先させることは言うまでもありませんが十分な診査・診断を行い二次的に歯周疾患の進行を進める因子がある場合にはそれを取り除きます。そうすることは, 治癒を早め, 患者自身のホームケアと定期的なプロフェッショナルケアで歯周病の予防, メインテナンスを有利に導き再発防止することが出来ると考えます。

　緊急の処置がおこなわれたら, 診査を行います。生活習慣の問診, 視診, 触診, プロービング, X線診査, 3D-CT診査, スタディモデル咬合診査, 口腔内写真, そして舌癖など口腔習癖や機能診査を行い包括的に診断しカウンセリングに入ります(図17)。

　診査・診断において歯周病＝プラーク, 歯石, ハミガキ不足, 加齢現象とイメージが確立されがちですが, 歯周治療に大切なことは, 口腔清掃方法を指導し歯肉縁上, 縁下の歯石を除去することに加えて, 生活習慣の改善と, 歯周組織に影響を与える力のコントロールをお

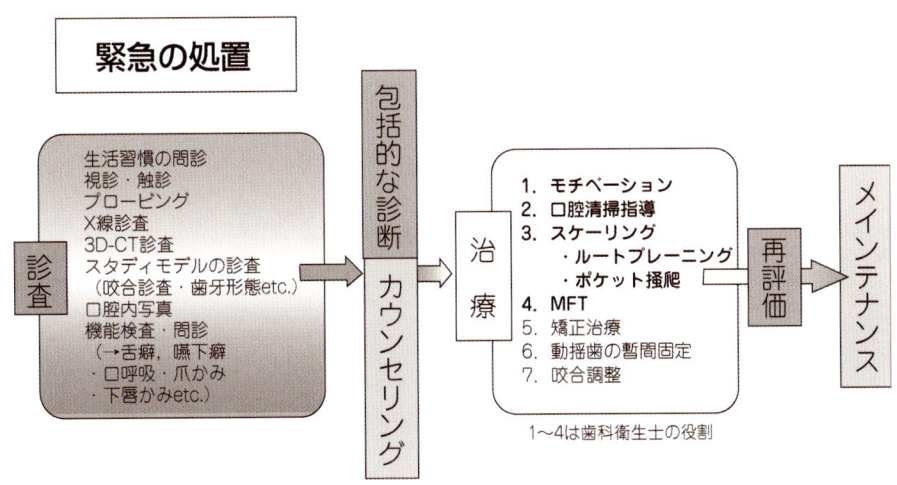

図17　歯周治療の流れ

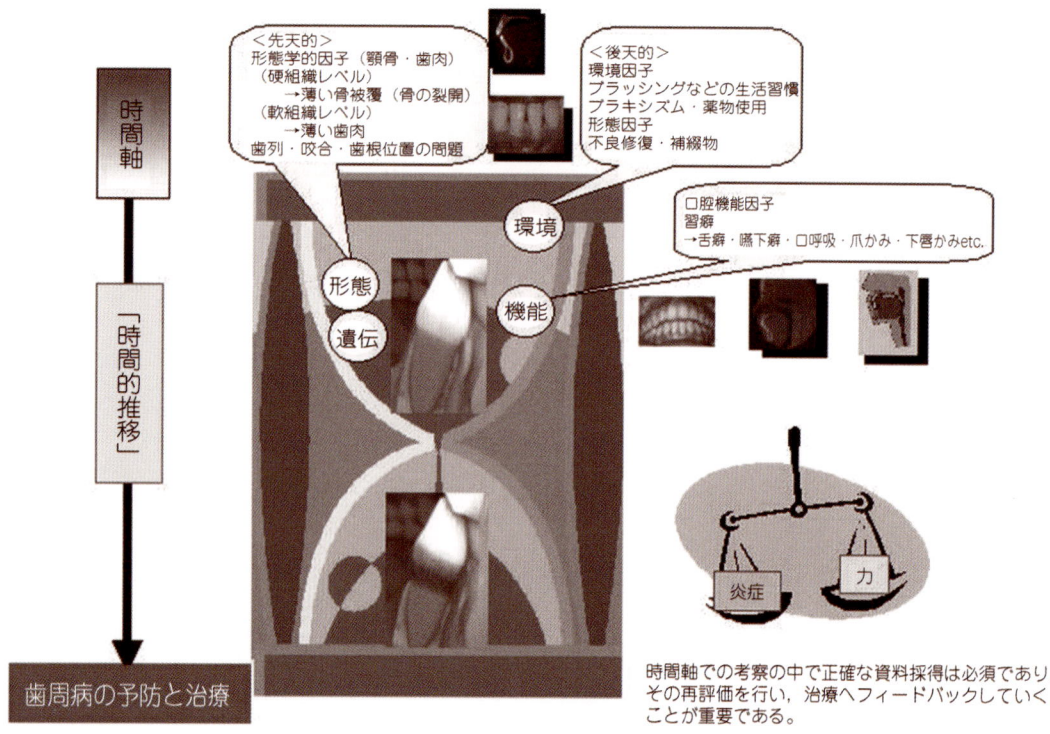

図18 歯周病をすすめるリスクファクター

こなうことも大切です。口腔周囲のバランスをはかり，力のコントロールのためMFTの指導が必要なケースもあります。いずれも十分なモチベーションが必要で，これらは歯科衛生士の関われる部門でもあり，包括的に指導に当たることがより良い効果をもたらし，患者との信頼関係が築かれ，定期的なメインテナンスにつながると口腔の健康を維持していけます。歯周病を進めるリスクファクターを取り除くため，炎症のコントロールと力のコントロールを行うことが大切です（図18）。

① 炎症のコントロールとMFT

プラークコントロール・スケーリング・ルートプレーニング

プラーク，歯石，バイオフィルムの除去

上顎前突や開咬などが原因で口唇閉鎖が行いにくかったり，鼻疾患等のため口で呼吸するのが習慣となると，口腔内が乾燥することで色素沈着による着色や，プラークが石灰化し，頑固に歯面につきやすくなります。このようにプラークの付着を促進してしまうと，患者自身がホームケアのみでプラークコントロールしにくく，炎症が生じやすくなります。患者が十分なコントロールをおこなっても，前歯部の慢性的な炎症を引き起こしやすく，歯肉の腫脹を繰り返す長期にわたる炎症は歯肉の肥大や角化をまねく症例に出会うこともあります。このような場合，口唇閉鎖を目的としてMFT（リップトレーニング等）行うことが有効です（図

第2章──口腔習癖の種類

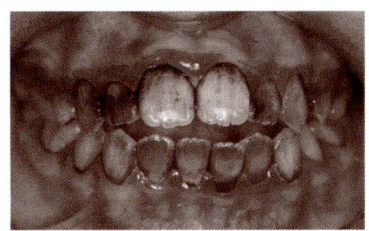
図19 プラークの染色（口呼吸している患者の歯の表面には多量のプラークとこびりついた古いプラークがみられる）

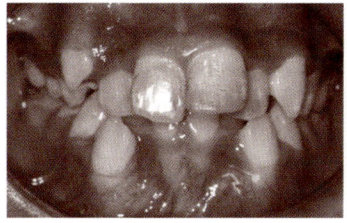
図20 着色している歯（口腔内が乾燥し着色しやすい。特に前歯部につきやすい傾向がある）

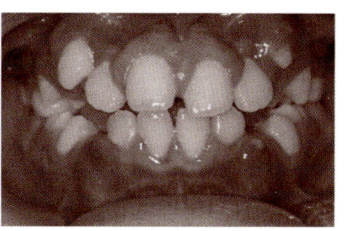
図21 歯肉の肥大（口呼吸している人の歯肉は独特の形態を示すことが多い）

19～21）。

②力のコントロールとMFT

・習慣的な舌位，口唇位の改善，

・咬合性外傷 噛み癖（咬物癖，口唇癖，咬爪癖）の除去

・ゆさぶり力＝（Jiggling force）を引き起こす力には，咬合性外傷による咬合力が加わった場合以外にも咀嚼，嚥下，発音などの機能的な運動時における場合や舌の異常な動きである異常嚥下癖（＝舌突出癖）による舌圧や，非機能時（無意識，睡眠時）においても発生しています。さらに口腔習癖（口呼吸，指しゃぶり，口唇癖，爪噛み，クレンチング，ブラキシズム）や頬づえや猫背など悪い姿勢や睡眠時における態癖等が，顎，歯や歯周組織に過度の力を加えることも考えられます。これらの力は正常な歯周組織においても長期に加わることで組織変化を引き起こすため，歯周病等の治療に際してはMFTによる正しい機能を獲得し改善することが歯周治療に必要です（図22）。

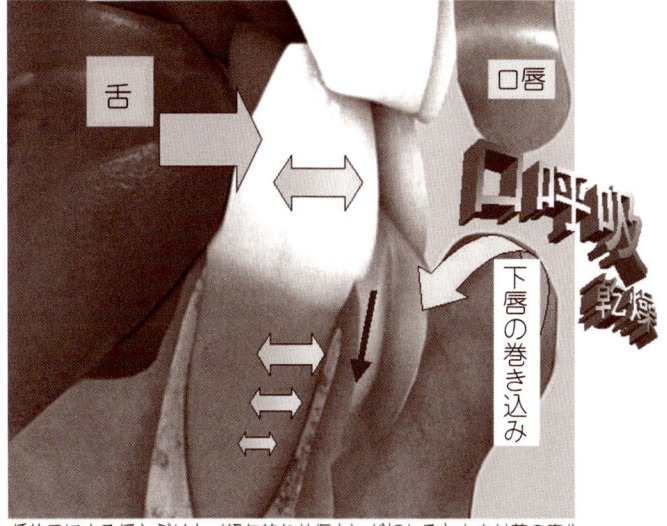
低位舌による揺さぶり力（経年的な外傷力）が加わると上皮付着の喪失（歯肉退縮）が生じるリスクも高まる
図22 低舌位，舌癖による歯の動揺と歯周組織の関わり

＜MFTと咬合のコントロールで改善した例＞

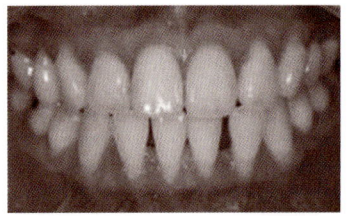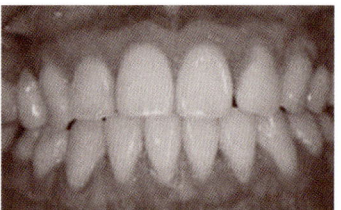

図23　外傷性咬合

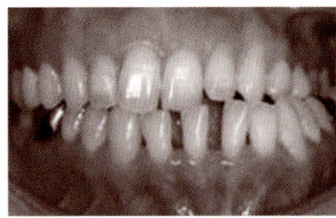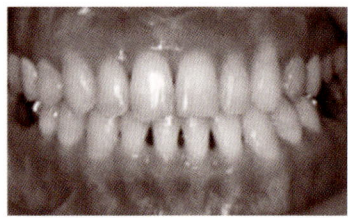

図24　不正咬合（交叉咬合）

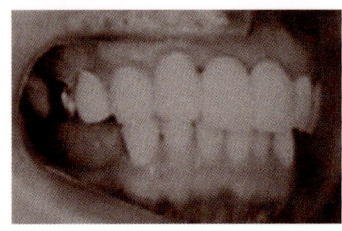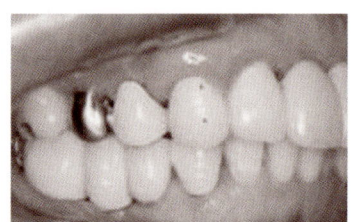

図25　欠損補綴

③ 咬合のコントロール

　矯正治療，修復処置，補綴処置，咬合調整はゆさぶり力＝(Jiggling force)を引き起こす力を回避，軽減するために必要なコントロール処置となります。歯科衛生士が直接関わる処置ではありませんが口腔衛生指導・管理，口腔筋機能療法を行うにあたり併行して行うことが有効です（図23〜25）。

●参考文献
1）野口俊英：歯周病と全身疾患　ヒョーロン，東京，2006．
2）若林健史，有田博一，佐瀬聡良，長谷川嘉昭：見てわかる！実践歯周治療，医歯薬出版，東京，2006．
3）江澤庸博：一からわかるクリにカルペリオドントロジー，医歯薬出版，東京2001．

3. 舌突出癖の発音への影響
—構音指導とMFT

1. 発音障害の問題点

　発音(構音)障害とは，話し言葉の中のある決まった音が正しく発音できず習慣化してしまった状態をいいます。聴いて理解することはできますが，正しく発音できません。

　発音障害の大きな問題点は，思っていることが伝わらなくなり，コミュニケーションに支障をきたしてしまうことです。子どもでは，何度も聞き返されるので，イライラして周囲の人にあたったり，できるだけ話さないように黙っていたりします。このような状態が長期間続くと結果的に挫折感や不安感などの心理的問題を抱え込みやすくなります。

2. 舌突出癖にみられる発音障害

　舌突出癖の子どもにみられる発音障害は，歯列や咬み合せの異常による形態的・構造的な問題，咀嚼・嚥下時の口唇・舌の異常な運動パターンの存在，子どもが発音をはじめてから大人と同じ発音になるまでの発音が不安定な時期などの複雑で多様な問題が重なって生じていると考えられます。

　発音障害になりやすい音を考えるために正常な日本語のしくみを考えてみます。日本語の音は母音と子音が組み合わさった「音節」(ひらがなひと文字であらわされる音)から出来ています。従って発音障害は，子音の誤り(例/ka/の/k/の誤り)と母音の誤り(例/ka/の/a/の誤り)の両面から評価する必要があります。

　母音は，発音時の舌の位置と顎の開口量によって「ア，イ，ウ，エ，オ」の5種類に分けられます(表1)。子音は，構音する位置と構音する方法によって分けられます。

構音位置は，①唇で発音する両唇音(パ行，バ行，マ行，フ，ワ)，②上の歯または歯茎と舌尖で発音する歯

表1　日本語の母音

舌高低位 (顎の開き) \ 舌前後位	前舌	中舌	奥舌
高 (狭)	イ i	ウ ɯ	
中 (半広)	エ e		オ †o
低 (広)		ア a	

† 口唇の丸め

(船山，1999　引用)

表2-1　構音位置による子音の分類

両唇音	上唇と下唇の音，マ行[m]，パ行[p]，バ行[b]およびフ[ɸ]，ワ[w]の子音
歯(茎)音	上の歯または歯茎と舌尖の音，イの段以外のサ行[s]，ザ行[dz]，タ行[t]，ツ[ts]，ダ行[d]，ナ行[n]の子音とラ行[r]の子音
歯茎硬口蓋音	歯茎の後ろから硬口蓋よりのところと舌尖または前舌の音，シ・シャ行[ʃ]，チ・チャ行[tʃ]，ジ・ジャ(ヂ・ヂャ)行[dʒ]，ニ・ニャ行[ɲ]の子音
硬口蓋音	硬口蓋と中舌の音，ヒヤ行[ç]，ヤ行[j]の子音
軟口蓋音	軟口蓋と奥舌の音，カ行[k]，ガ行[g]，ガ行鼻濁音[ŋ]の子音
口蓋垂音	口蓋垂と奥舌の音，語末のン[N]
声門音	声門の音，ハ，ヘ，ホ[h]の子音

(船山，1999　引用)

表2-2　構音様式による子音の分類

破裂(閉鎖)音	声道内の一時的閉鎖と開放，パ行[p]，バ行[b]，カ行[k]，ガ行[g]，タ，テ，ト[t]，ダ，デ，ド[d]の子音
摩擦音	声道内のせばめのために生じる摩擦性の音，サ行[s]，シ・シャ行[ʃ]，ハ行[h][ç][ɸ]の子音
破擦音	破裂と摩擦をひとつの音として発せられる音，ツ[ts]，チ・チャ行[tʃ]，ザ行[dz]，ジ・ジャ行[dʒ]の子音，ザ行の子音は語中では摩擦音となることが多い
弾き音	舌先で上歯茎を1回軽く弾いて出る音，ラ行[r]の子音
鼻音	口腔内に閉鎖をつくり口蓋帆を下げて呼気を鼻腔に通したときの鼻腔共鳴を特徴とする子音，マ行[m]，ナ行[n]，ニ・ニャ行[ɲ]の子音，ガ行鼻濁音[ŋ]の子音，ン[N]
半母音(接近音)	ヤ行[j]，ワ行[w]の音で母音[i][ɯ]に近い構えから素早く後続の母音に向かう移行音でわたり音ともいう

(船山，1999　引用)

音・歯茎音(タ行，ダ行，サ行，ザ行，ツ，ラ行，ナ行)，③歯茎音よりやや後方で発音する歯茎硬口蓋音(シャ行，チャ行，ジャ行，ニャ行)，④硬口蓋の後方で発音する硬口蓋音(ヒャ，ヤ行)，⑤舌の後方部と軟口蓋で発音する軟口蓋音(カ行，ガ行)，⑥声門で発音する声門音(ハ行)に分けられます(表2-1)。

　構音方法は，①声道(口唇から咽頭までの音をつくるための空洞，声道といいます)を一時的に閉鎖開放して出る破裂音(パ行，タ行，カ行など)，②声道の一部を狭めることで摩擦をつくる摩擦音(サ行，シャ行，フ，ハ行など)，③破裂に続いて摩擦することで出る破擦音(ツ，ザ行，チャ行，ジャ行)，④舌尖で上歯茎を1回軽く弾いて出る弾き音(ラ行)，⑤呼気を鼻腔に通した時に出る鼻音(マ行，ナ行)に分けられます(表2-2)。

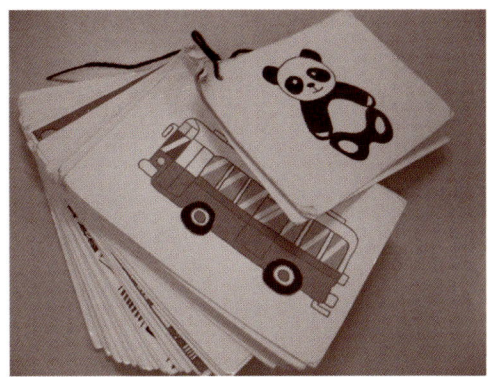 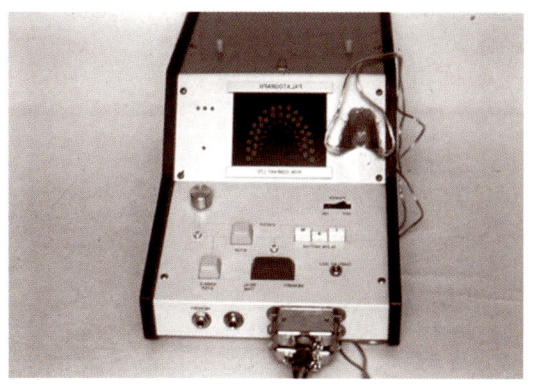

図1　構音検査（単語検査用カード）　　　図2　エレクトロパラトグラフィー

「発音がおかしい」と判断した場合は，構音位置が誤っているのか，構音方法が誤っているのかを分析し，構音指導プログラムを作ります。

舌突出癖がある子どもで，いつも口をあけたままの場合は，両唇音（パ行，バ行，マ行）が弱くなります。また，舌先と歯や歯茎部で発音すべきサ行やタ行は歯間の間から舌尖がみえる歯間化構音になります。舌の先の力が弱く，「赤ちゃんことば」のように聞こえます。歯列不正や咬合異常の状態と構音器官（口唇，舌の前方部と後方部など）の運動能力が低下した状態が重なると構音障害が生じやすくなります。正しい発音の方法を指導する前に，口腔の環境を整え，構音器官の筋力や運動範囲を改善することが必要です。

3．発音検査

構音検査を実施して，①どの音が誤るのか，②誤り方のタイプは何か，③誤りの起こり方・誤り方の一貫性を評価します。

構音（発音）の誤りは場面によって違うので，会話の観察，絵カードを用いた単語検査（図1），1音ずつ発音させる音節復唱検査，文章検査を行い，総合的に評価します。構音検査カード（千葉テストセンター）が市販され，広く用いられています。

機器を用いる方法としては，舌に造影剤を塗布して行う造影側方頭部X線規格写真検査，構音時の舌と口蓋の接触様式を観察できるエレクトロパラトグラフィー（図2），簡便な口蓋床にワセリンを塗布しアルジネート印象剤を薄く塗布し，構音時の舌接触状態を観察するスタティックパラトグラフィーなどがあります。舌突出癖の子どもの発音時の舌と口蓋の接触状態を観察するには，歯科医院にある材料で行えるスタティックパラトグラフィーの手法が有効です。

4．構音（発音）の誤り

1）聴覚印象による分類

構音の誤りは，聴覚印象に基づき①省略，②置換，③歪みに分類されます。

①省略

子音部分がぬけて母音だけ聞こえる誤りです（例タイコ→アイコ）。置換に比べて未熟な構音の誤りのタイプとされます。

②置換

子音部が他の子音に置き換わる誤りです（例タイコ→カイコ，「タ」が「カ」になる）。就学前後の子どもでは，正常な構音発達の過程でみられる誤り（いわゆる幼児音）が多くみられます。この誤りは，ほとんどは自然治癒しますが，習慣化して誤る場合は構音訓練を行います。

③歪み

聴取された音が正しい音ではないが類似している音であって，日本語として表記できない誤りです。わずかな歪みから著しい歪みまで程度は様々です。舌突出癖の子どもの発音障害は，ほとんどが歪みと分類されます。

2）構音の誤りパターンによる分類

構音の誤りを構音位置，構音様式などの音声学的視点から分類する方法があります。

（1）構音位置が誤っているパターン

①歯間化構音

構音時に舌尖が前方に挺出し上下顎の歯間で音が作られるため，サ行が英語の/th/のような音に聞こえたり，赤ちゃん言葉のような発音に聞こえたりします。サ行，タ行などの歯音・歯茎音に多く，舌癖のある子ども，咬み合せの異常や歯列不正がみられる子ども，舌小帯短縮症を伴う子どもなどに多くみられます。発音している時の口もとをよくみて，舌がどの程度挺出しているか観察することが大切です。

②カ行がタ行に置換される誤り（構音位置の前方化）

カ行は軟口蓋音なので，奥舌（舌後方部）の挙上運動を習得しなければなりませんが，奥舌を使わずに舌尖で構音してしまうために起こります。

（2）構音様式が誤っているパターン

①ラ行がダ行に置換される誤り（弾き音の破裂音化）

ラ行では舌尖を挙上し前後に動かして弾く動作が必要ですが，弾くよりも接触させる動作（破裂する動作）となった状態です。いわゆる幼児語にみられる誤りです。

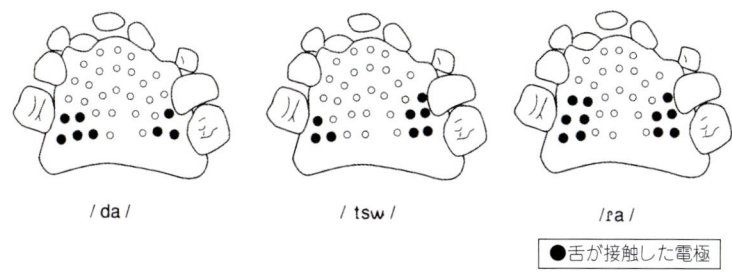

図3　エレクトロパラトグラフィー所見―口蓋化構音時―

②サ行がタ行に置換される誤り（摩擦音の破裂音化）

　サ行とタ行は，構音位置は同じですが，サ行は摩擦音なのに，呼気を舌で止めて破裂させるために生じる誤りです。いわゆる幼児語にみられる誤りです。

（3）特異な構音操作による誤り

　歪みの中で，誤った構音動態がすでに解明されている誤りを「特異な構音操作による誤り」と呼びます。これらの構音障害は，発達の過程でみられる音の誤りとは異なり，自然治癒しにくく長期間の構音訓練が必要です。

　この中で，口蓋化構音，側音化構音，鼻咽腔構音は，舌先を使用せず舌背と口蓋で構音するという特異な舌運動様式が共通してみられます。舌突出癖にみられる構音障害とは異なりますが，異常な舌の習癖を除去するためにMFTを応用した舌運動訓練が有効です。

①口蓋化構音

　口蓋化構音は，歯音・歯茎音（タ行，サ行など）の構音位置が舌背と口蓋後方部に後方移動してつくられる歪み音です。なりやすい音は，タ行，ダ行，ナ行，ラ行，サ行，ツ，サ行などです。

　構音時の舌を観察すると，舌尖を使用せずに舌背が挙上しているのが確認できます。また，舌を前方に挺出させると，細長く尖った舌となります。造影側方頭部X線規格写真所見では，口蓋化構音/s/構音時に，舌尖ではなく舌背が挙上して音がつくられています。エレクトロパラトグラフィー所見では，舌の接触部位は硬口蓋後縁部になり，舌先での接触はみられません（図3）。聴覚印象の特徴は，タ行がカ行に，ダ行がガ行に，ラ行がガ行，サ行がヒャ行というように聞こえ，全体としてこもった発音に聞こえます。

②側音化構音

　側音化構音は，舌を硬口蓋全面に接触させ，舌側縁と臼歯部で音が作られる歪み音です。自然治癒しないといわれ，成人になって矯正歯科で発音の悩みを相談する方も多くみられます。なりやすい音は，イ列音，拗音（ようおん），「ケ・ゲ」，サ行，ザ行などです。

　呼気は，口腔の中央部ではなく，歯列の頬側部を通って口腔前庭から流出します（図4）。また音産生時に，舌や下顎を偏位させ，それと反対側の口角を横に引き，呼気を流出させます。

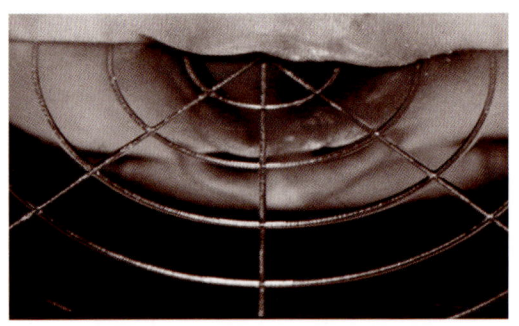

図4 鼻息鏡を用いた呼気流出検査―側音化構音時―

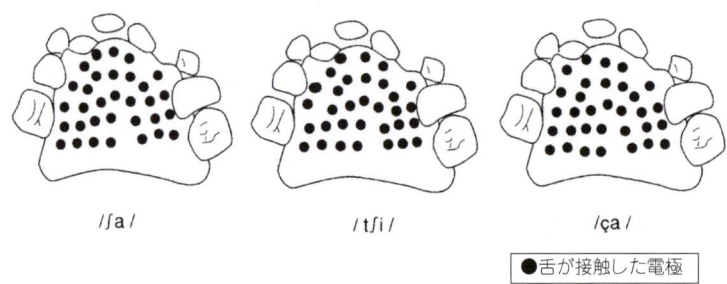

●舌が接触した電極

図5 エレクトロパラトグラフィー所見―側音化構音時―

造影側方頭部X線規格写真所見では，側音化構音「シ」構音時に，舌尖ではなく舌背が挙上して音がつくられています。エレクトロパラトグラフィー所見では，舌が硬口蓋全面に接触しており，硬口蓋正中部の呼気の流出部位がみられません（図5）。

聴覚的特徴は，「シ」が「ヒ」に，「チ」が「キ」に，「ジ」が「ギ」に近く聴こえます。全体にこもった響きで，唾液の混じった雑音を伴います。

③鼻咽腔構音

鼻咽腔構音は，舌が挙上した状態で軟口蓋と咽頭後壁で音が作られ，呼気が鼻腔から流出する歪み音です。なりやすい音は，母音「イ」と「ウ」，い列音，う列音にみられます。サ行，ザ行にもみられます。

聴覚的特徴は，どの音も「ン」や「クン」に近く聞こえます。ブローイング検査では鼻漏れがみとめられず，発音時に鼻孔を手指で閉鎖すると，発音できなくなるのが特徴です。

5．構音指導とMFT

1）構音訓練とは

構音訓練は，誤り音が習慣化し，聴覚的に正しい音を聞かせても模倣がみられず（被刺激性がみられない状態），発達年齢から考えても自然改善が望めない場合に行います。構音訓練は，一般的に5歳頃から開始し，原則的に週1回，40分から60分程度の個人訓練で行います。

2）MFTと構音訓練

　構音訓練は，正しい構音操作を習得するための産生訓練と誤った音と正しい音を聴きわけ る弁別訓練に分けられます。音の産生訓練は，①習得していない，または誤って習得した音 の基本操作を獲得させて，音レベルで定着させる音の獲得の段階，②新たに獲得した音をこ とばの中で使用する段階，③日常生活で音を定着させるキャリオーバの段階に分けられます。

　音の獲得の段階は，構音基本動作を習得させて，音節レベルで安定して言えるようにする 段階です。表3は，子どもに多くみられる構音の誤りについて，構音の誤り，誤りのパター ン，構音指導の対象となる誤った動作，構音指導のポイント，MFTを用いた舌の基礎訓練を まとめたものです。

　構音訓練の中で，音の獲得段階は，MFTの手法を導入することでその効果を実感できる段 階です。①正しい構音操作を獲得させるために必要な筋力や運動性を高めるためにMFTを導

表3　構音の誤りと構音指導のポイント

	構音の誤り	誤りの パターン	構音指導の対象となる 誤った構音動作	構音指導のポイント	MFTを用 いた舌の 基礎訓練
サ行 (ザ行)	サ行(サ，ス，セ，ソ)→シャ行(シャ，シュ，ショ)	置換	構音位置が後方になる	構音位置を前方にする	ポッピング オープン アンド クローズ ストロー ポスチャー
	サ行(サ，ス，セ，ソ)→チャ行(チャ，チョ，チュ)	置換	構音位置が後方，舌尖 で破裂してしまう	構音位置を前方にする，舌尖と上 顎前歯で摩擦(風)をつくる	
	サ行(サ，ス，セ，ソ)→タ行(タ，テ，ト)	置換	舌尖で破裂してしまう	舌先と上顎前歯で摩擦(風)を作る	
	サ行(サ，ス，セ，ソ)→英語の/th/音に近 い歪み	歪み(歯間 化)	構音時に舌を上下顎上 顎前歯の間から出す	構音位置を歯茎部にする，舌先と 上顎前歯で」摩擦(風)をつくる	
	サ行(サ，ス，セ，ソ)→ヒャ行に近い歪み 音	歪み(口蓋 化構音)	構音位置が舌の中央部 (舌背)になる	舌を平らにする，舌側縁部の筋力 を強化する，舌尖と上顎前歯で摩 擦(風)をつくる	
	シ→ヒ，ジ→ギに近い歪み音，唾液の混 じった歪み音	歪み(側音 化構音)			
	サ行(サ，ス，セ，ソ)→鼻にかかった歪み 音	歪み(鼻咽 腔構音)			
タ行 (ダ行)	タ行(タ，テ，ト)→カ行	置換	構音位置が後方になる	構音位置を前方にする	ポッピング オープン アンド クローズ ストロー ポスチャー
	タ行(タ，テ，ト)→カ行に近い歪み音	歪み(口蓋 化構音)	構音位置が舌の中央部 (舌背)になる	舌を平らにする，舌側縁部の筋力 を強化する，舌の中央部(舌背)に 接触させずに，舌の側縁を歯列に 沿って接触させる，その状態で破 裂したり破擦する	
	チ→キに近い歪み音，ジ→ギに近い歪み音	歪み(側音 化構音)			
	チ→キに近い鼻にかかった歪み音，ジ→ギ に近い鼻にかかった歪み音	歪み(鼻咽 腔構音)			
ラ行	ラ行(ラ，リ，ル，レ，ロ)→ダ行(ダ，ジ，ズ，デ，ド)	置換	舌尖で破裂してしまう	舌尖挙上訓練，舌尖で口蓋を前後 にトレースする，舌尖で口蓋を弾 く	ポッピング
カ行 (ガ行)	カ行(カ，キ，ク，ケ，コ)→タ行(タ，チ，ツ，テ，ト)，キ，ギ，ケ，ゲのみ→ タ行(チ，ジ，テ，デ)	置換	構音位置が歯茎部にな る(前方化)	構音位置を軟口蓋にする	カッ スワロー
	キ，ギ，ケ，ゲ，キャ行，ギャ行→唾液音 の混じった歪み音	歪み(側音 化構音)	構音位置が舌の中央部 (舌背)になる	舌を平らにする，舌側縁部の筋力 を強化する，舌尖と上顎前歯で破 裂したり，破擦する	ポッピング オープン アンド クローズ ストロー ポスチャー
	キ，ク，ギ，グ→鼻にかかった歪み音	歪み(鼻咽 腔構音)			

表4　MFTを応用した舌運動訓練レベル

1. 舌尖のコントロール訓練
   訓練レベル　Ⅰ．舌尖で左右口角に接触できる
   　　　　　　Ⅱ．正確に左右口角およびスポット（切歯乳頭）に接触できる
   　　　　　　Ⅲ．舌尖で上唇をなぞることができる
   　　　　　　Ⅳ．正確に右口角から左口角へ上唇をなぞることができる
   　　　　　　Ⅴ．10秒間で一定の速度で上唇をなぞることができる
2. 舌尖および舌側縁部の筋力強化訓練
   訓練レベル　Ⅰ．開口状態で舌を突出できるが，下方にさがる
   　　　　　　Ⅱ．舌尖をスティックに接触させて，水平に突出できる
   　　　　　　Ⅲ．舌を水平に突出できるが，震える
   　　　　　　Ⅳ．舌を水平に突出できるが，舌尖に力がない
   　　　　　　Ⅴ．舌を水平に突出でき，舌尖に力がある
3. 舌挙上訓練
   訓練レベル　Ⅰ．舌尖を挙上させてスポットに接触できる
   　　　　　　Ⅱ．舌前方部を挙上させてスポットに接触できる
   　　　　　　Ⅲ．舌前方部を挙上させて，舌打ちができる
   　　　　　　Ⅳ．舌小帯を伸ばして，舌を挙上できる
   　　　　　　Ⅴ．舌全体を挙上できる
4. 舌位の訓練
   訓練レベル　Ⅰ．舌尖をスポットに接触できる
   　　　　　　Ⅱ．舌尖をストローの上にのせて咬合できる
   　　　　　　Ⅲ．ストローをかんだまま持続できる
   　　　　　　Ⅳ．ストローなしで舌尖および舌側縁部を口蓋に接触できる
   　　　　　　Ⅴ．舌尖および舌側縁部を口蓋に接触させ，持続できる

（遠藤ら，1997　引用）

入する場合と，②誤った舌運動（舌の習癖）を除去するためにMFTを導入する場合があります。

　MFTを応用した舌運動訓練は，①舌尖および舌側縁の筋力強化訓練，②舌挙上訓練，③舌尖のコントロール訓練，④舌位の訓練から構成され，それぞれⅠからⅤの5段階の訓練レベルが設定されています（表4）。訓練は，基礎訓練として舌の運動訓練を実施し，舌尖や舌側縁の筋力と随意性を向上させてから，音の獲得訓練を行います。

3）歯間化構音の訓練

　歯間化構音では，舌癖の有無により，訓練プログラムが異なります。舌癖を伴う場合は，

音の獲得訓練に先だって，舌癖に対する訓練としてMFTを実施します。

　①基礎訓練としてMFTを応用した舌の運動訓練を実施します。舌尖および舌側縁部の筋力強化訓練，舌挙上訓練，舌尖のコントロール訓練を実施し，舌の随意運動性を高めます。

　② MFTのプログラムを実施し安静時の正しい舌の姿勢位と嚥下パターンを習得させます。

　③ 音の獲得訓練として，舌と上顎の構音の基本動作を誘導します。①～②によって，習得は比較的容易にできるようになっているので，音節で安定したら，単語レベル，文章レベルを訓練します。

　④ ①～②を行っても，誤った構音動作が除去できず，構音の基本動作の誘導が容易でない場合もあり，そのような場合は，音の獲得段階として，例えばサ行の場合は，舌を平らにして，ストローを用いて上顎前歯歯茎と舌の正中部から呼気を流出させ，舌尖で摩擦する感覚を習得させます。最初は，弱い摩擦音（子音/s/）ですが，この動作を繰り返すことにより，摩擦の感覚を学習し，強い摩擦音が出せるように舌の位置は通常よりも前方位のまま，子音/s/に母音/u/をつなげて音節/su/を作ります。音節/su/が安定したら，単語レベル，文章レベルを訓練します。

　⑤ /su/以外の「さ，そ，せ」についても同様に訓練し，咬合した状態で舌を前方に突出させなくてもサ行が言えるようにします。①や②で舌癖が改善していないと訓練での改善がなかなかみられません。

　また，MFTを行う上でも，構音動作時に舌突出が見られる場合，正しい舌位の安定も習慣化されませんので，舌位の習慣化のための訓練にも応用できます。

4）著しい舌癖を伴った口蓋化構音

　著しい舌癖をともなった口蓋化構音の男児で，タ行がカ行，サ行がヒャ行に近い歪み音に聴こえました。安静時は舌を常時口唇より挺出していました。咬合状態は，前歯部開咬を伴う反対咬合でした。

　サ行の訓練として，舌の筋力および随意運動機能を高めるためにMFTを応用した舌の機能訓練を行いました。舌尖のコントロール訓練は比較的容易に達成されました。舌尖および舌側縁部の筋力強化訓練はそれぞれの訓練レベルが達成されるのに非常に時間がかかりました。訓練前はスティックに対して舌尖がつぶれてしまっていましたが，訓練により舌尖の筋力が増加し，訓練後は舌を水平に突出できるようになりました。舌挙上訓練も，訓練前は舌側縁の挙上がみられませんが，スティックを用いて訓練を行ったところ，舌全体を挙上できるようになりました。訓練により舌尖および舌側縁部の筋力が強化されると，舌挙上訓練，舌位の訓練レベルが一挙に達成され，ストローを用いて摩擦性を習得させる訓練（図6）や，ストローを用いずに上顎前歯と舌とで/s/を発音する訓練が極めて短期で習得されました。はじめ

に十分MFTを応用した舌運動訓練を実施したことが結果的に訓練期間の短縮につながっていると考えられました。

まとめ

　構音障害の中には，音の産生訓練に先立って，MFTを応用した舌運動訓練を実施することにより，正しい構音操作を短期間で習得する場合があります。歯間化構音や口蓋化構音や側音化構音はMFTを応用した訓練が極めて有効です。

　構音障害の治療成績を向上させるためには，言語聴覚士だけで構音訓練を行うのではなく，MFTの訓練では歯科衛生士が，音を獲得させる訓練では言語聴覚士がお互いの専門性を生かして連携することが必要となると考えます。

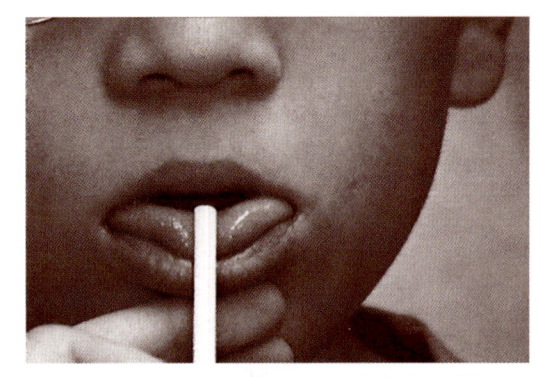

図6 ストローを使って/s/を産生する訓練

●参考文献
1) 船山美奈子：第4章子どもの構音障害．笹沼澄子監修，子どものコミュニケーション障害．大修館，東京，1999．
2) 道健一：第4章歯科を中心とした総合治療道健一編，言語聴覚士のための臨床歯科医学・口腔外科学．医歯薬出版，東京，2000．
3) 遠藤由美子，山下由香里：著しい舌癖を有する口蓋化構音の1治験例―特に筋機能療法を応用した/s/音の構音訓練について―，音声言語医学　38(1)：11-19，1997．
4) 岡崎恵子，船山美奈子編：構音訓練のためのドリルブック　改訂第2版，協同医書出版社，東京，2006．

4. 正しい嚥下と誤った嚥下

1. 乳児の正しい嚥下の獲得過程と嚥下機能の発達

　発育の著しい乳児期は，栄養摂取機能も哺乳から離乳を経て固形食の摂取機能が獲得される時期であり，摂取食物に応じた嚥下機能の発達がなされます。また，この時期には口腔・咽頭領域の形態成長と嚥下の機能発達が密接に関わっており，口腔領域の形態の成長変化が機能発達に大きく影響を及ぼしています。

1) 乳児嚥下と成人嚥下

　乳児期前半は，哺乳時の吸啜によって乳汁を摂取します。吸啜による乳汁摂取時の嚥下は乳児嚥下と呼ばれ，その後に発達する経口から摂取した食物を嚥下する成人嚥下と動きの特徴の違いから嚥下動態が区別されています。そこで出生後から離乳開始までの嚥下の中心である乳児嚥下から離乳期以降に発達する成人嚥下への発達経過について，形態成長と関連させながらその発達過程を中心に示します。

2) 乳児嚥下と吸啜

　探索反射や吸啜反射などの原始反射は，口唇，舌，顎などが一体として動いています。つまり，口唇，舌，顎が個別に異なった独自の動きをすることができません。口を開くと舌が挺出してくるように一緒に単一の動きをしてしまうのがこの時期です。

　この時期の特徴は出生後2カ月頃までの哺乳反射優位の動きによる吸啜による乳汁摂取です。探索反射で乳首を捉えて口に含み，吸啜反射によって乳汁を摂取します。吸啜運動は舌で口蓋中央の吸啜窩に乳首を包むようにして押しつけ，下顎歯槽提の前方部で舌尖部とそれに乗る乳頭部を上顎歯槽提部との間で挟んで固定し，下顎歯槽提と乳頭部で固定された舌尖から舌根部に向けて波動様の吸啜反射の動きが引き出されます。舌の波動様の動きが乳首先端より奥に及んで舌背が下方に押し下げられた時に，口腔後方部に陰圧が生じ，乳汁がこの陰圧に向かって乳首から射出されます（図1）。この吸啜時の陰圧は，月齢が進むにつれて増加して離乳開始ごろには－150mmHg近くにまで達します。

　吸啜時に効率よく陰圧を生じるためには，乳首の形が口蓋の吸啜窩（図1）に適合するような形態が適当です。頬の内側にあるビッシャの脂肪床，下顎の前歯相当部にある線維性結合組

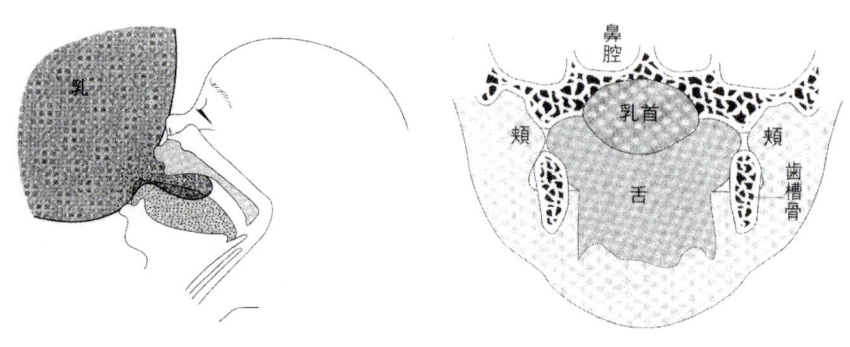

乳首の口腔内固定（向井，1987より）

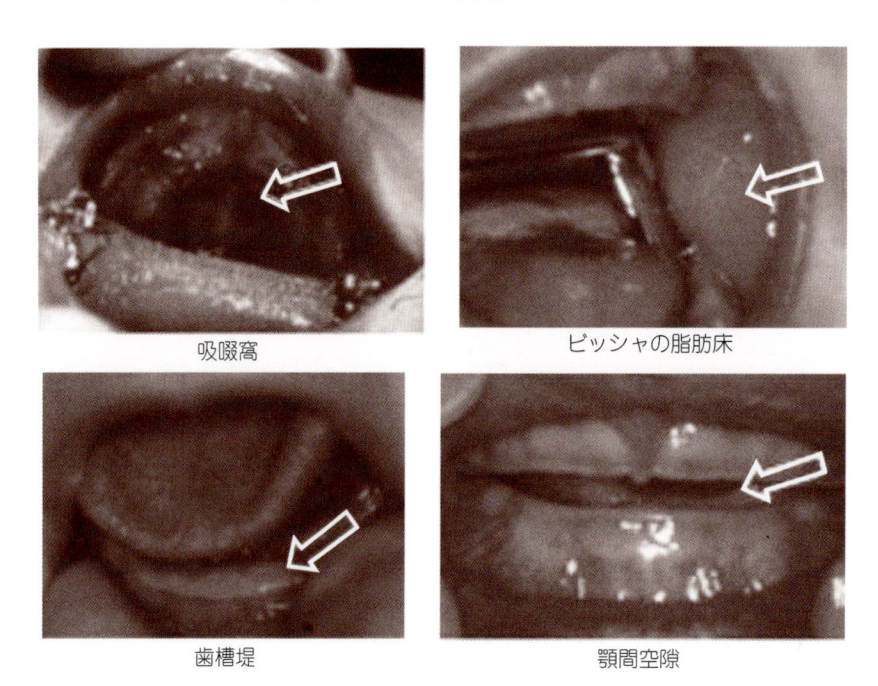

乳児期前半の口腔の形態の特徴

図1

織からなる特徴的な歯槽堤など吸啜による乳汁摂取がスムーズに営まれるような形態的なサポートがなされています（図1）。

　ところで，近頃多い早期産の未熟児の口蓋は，左右から狭窄されて中央の吸啜窩が乳首の形状に適応しにくい形となっていて哺乳障害の要因の一つとなります。

　その後，脳・神経系の発達に伴う随意運動の発達に伴って，哺乳反射は出生後4カ月頃から消え始め，7カ月くらいまでには消失します。哺乳反射の消失に伴い反射様の一体運動から，各々の器官が自分の意思で目的に応じて動く随意の分離運動へと発達していきます。

3）嚥下獲得期の特徴的な動き

　離乳を開始して間もない頃は，口に入ってきたスプーンやペースト状の離乳初期食を舌で

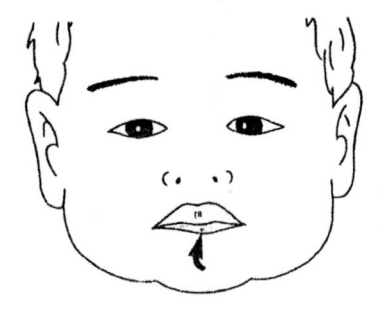

図2 経口から食物（離乳食）摂取を始めた頃は，下顎の開閉に合わせるように舌が突出してくることが多いが，徐々に減少し下唇が内側に入り込むようにして嚥下する動きがみられる。

外に押し出してしまうか，吸啜の動きで処理するかのどちらかの動きが見られます。特に哺乳反射がまだ残存している出生後5カ月ごろまでに見られる動きです。いずれにしてもこのような動きによる嚥下時には舌尖が固有口腔から前方に突出して，舌尖の固定がなされていません。

（1）舌前方部の動き

嚥下の獲得過程における舌の動きの変化では，下顎の閉鎖に伴って挺出してくる舌尖を下唇が固有口腔に押し込むようにした動きがみられるようになります。下顎歯槽堤の前方部の高さなどの要因によって下唇の内転程度には個人差が見られるものの離乳期の初めに嚥下の動きが獲得される過程における外部観察で見られる特徴的な動きです（図2）。

このような食物を経口摂取して嚥下を営む機能が発達する時期には，口腔形態の成長がその動きの発達を容易にします。この時期までに下顎歯槽堤の前方への成長は著しく，また，上顎歯槽堤の前方への成長も下顎の成長を追いかけるようになされ，嚥下に伴う舌前方部の動きを助けます（図2）。口腔の成長と相まって，嚥下時の舌尖部の口蓋前方部への押しつけによる固定と舌の前方部から舌根部に向かう波動様運動が獲得されます。

（2）舌背の動きの発達と食塊形成

閉口時に固有口腔内の舌の波動様運動によって舌前方部から舌根部を経て嚥下反射を誘発して咽頭に食物を送る動きが獲得されると固形食品の摂取が始まります。摂取された軟固形食品を舌前方部で口蓋皺壁に押しつけてつぶす動きが見られるようになります。このような動きは軟固形食品をつぶす動きによって食物は砕けて舌背面に広がります。嚥下するためには広がった食物を集めて食塊にして広い口腔から狭い咽頭に送る必要があります。固形食品を咀嚼して食べるためには，舌は嚥下時に波動様運動と同時に食塊形成の動きを獲得しなければなりません。

舌背上に広がった食物をまとめる動きは，舌の側縁を上顎の歯槽堤の内側（口蓋側面）の押しつけ，前額断面で模式的に示した（図3）ように順次左右側縁から正中に向かって舌背を口蓋の押しつけ，舌正中部を陥凹して塊にし，前方部からの波動様運動と相まって咽頭へと送る動きへと引き継がれていきます。

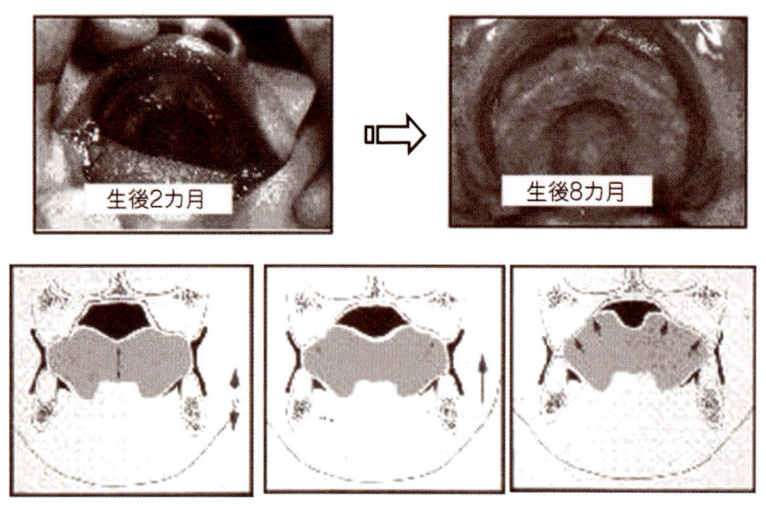

図3 口蓋の形態の推移と食塊形成

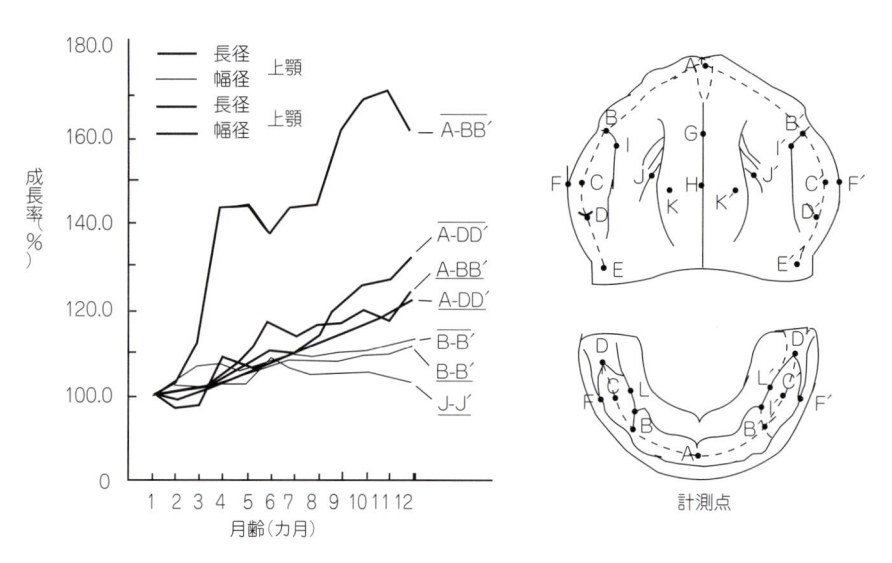

図4 乳幼児の口腔の成長（湖城，1998）

このような食塊形成の動きは，出生後8〜9カ月頃（離乳中期の後半）に獲得されますが，口腔の成長もこの動きを容易にしています．舌背の側縁を押しつける歯槽堤が成長して押しつけが容易となり，また，口蓋の形態では傍歯槽堤が目立たなくなり口蓋全体は食塊形成が容易なようなドーム様の形となります．下顎前歯も生え始めて咬合高径も高くなり，舌の細かな動きを助けます．このようにして口腔領域の嚥下の動きが獲得されます．

4) 口腔の成長と摂食・嚥下の機能発達

口腔領域の舌の動きを中心にした嚥下機能の獲得には，口腔の形態の成長が深く関わっています．摂食・嚥下の機能獲得期の乳児について，12カ月間の口腔模型を三次元的に計測した結果を図4に示しました．経口摂取の準備期にあたる生後3〜4カ月頃に下顎の前歯部が大

第4章　正しい嚥下と誤った嚥下

図5

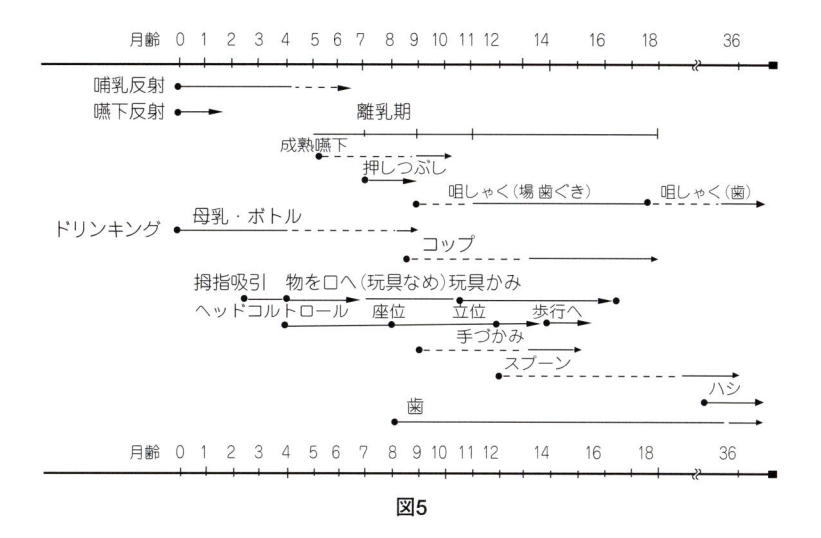

きく前方へ成長しています。経口摂取食物の嚥下機能が発達を始める離乳初期頃には，上顎の前歯部の前方成長が大きいことが分かります。このように食物の経口摂取に向けて舌の先方が動く領域である口腔前方部が成長して，固有口腔内で舌が食塊を咽頭へ送る動きである嚥下の口腔期の発達を容易にしています。

機能発達と形態成長との密接な関連性が伺えます。

5）嚥下機能の発達と他の発達

　食物を嚥下するためには，吸啜時の乳児嚥下と異なり舌の動きで食物を咽頭に送り，嚥下反射を誘発して喉頭を挙上する動きを引き出す必要があります。このような嚥下の動きをスムーズに行うためには，閉口下で前頸筋（舌骨上筋群）による舌骨の挙上が必要となります。粗大運動との関連では，安全な嚥下を営むためには，頸部が一定の安定した位置がとれて随意的に動くことができる粗大運動発達（頸定）がその基礎となります。

　また，頸定ばかりでなく座位が可能になると摂食時の体幹姿勢が安定し，摂取食物が咽頭へすぐに流入することなく固形食物を口腔内でつぶして嚥下が容易なように唾液と混和する咀嚼の動きが容易となります。

　このような直接関連する粗大運動を始め，食事の自立に関係する微細運動などの運動機能や言葉の理解や発達を含めた知的発達や社会性の発達は摂食・嚥下機能獲得に大きく関わっています（図5）。

用語解説

[粗大運動・微細運動]
乳幼児の運動発達では，粗大運動と微細運動（巧緻運動）の二系統の運動を注目すべきです。首の安定・寝返り・座る・這う・歩く，などの運動を指します。オモチャを握る・指先でつまむ・持ち替える，などの手指の運動が微細運動です。

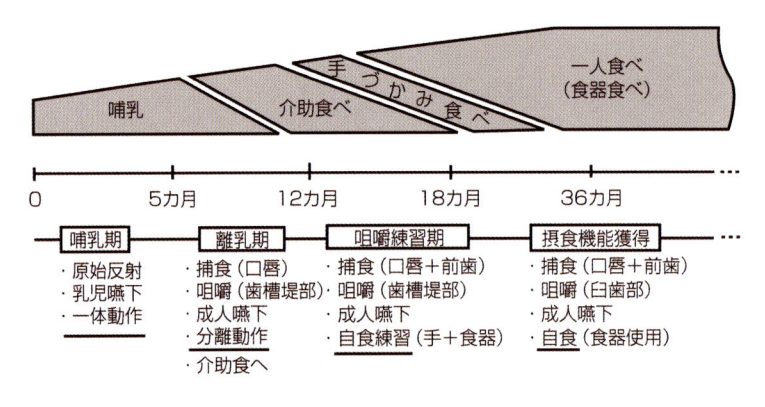

図6 摂食機能の生後発達（向井[13]より）

おわりに

　嚥下の機能獲得過程について発達に成長を関連させながらみてきました。口腔領域は乳児期に発育（成長＋発達）が著しく，経口から摂取される食物の嚥下機能もこの時期に獲得されます。嚥下が発達する健康な乳児の育児に携わる人たちに対する指導ばかりでなく発達が遅れたり，発育過程で異常な動きが習癖化した小児に対しての指導も，機能発達過程を基本にしてなされることが望まれます。

2. 嚥下の発達

　嚥下とはものを飲み込み，胃に送ることを表す言葉です。嚥は，口ヘンに燕と書いて「飲み込む」という意味の動詞ですが，中国でツバメの子が餌を丸呑みにする様子から作られました。また，嚥下は英語でswallowと言い，語源は違いますが，名詞の「ツバメ」と動詞の「飲み込む」として使われています。

　食べ物を見てから，捕食，咀嚼して，嚥下する一連の動きを「摂食（せっしょく）」と呼びます。

1）嚥下のパターン

　嚥下パターンは種々研究されています（図6）。新生児が嚥下する時に見られる乳児嚥下は移行期を経て成人嚥下に変化していきます。新生児が子どもや成人とは異なった嚥下を行っているのは，歯の萌出，舌の形態や大きさ，下顎の動きなどの要因により口腔内の状態が異なるからです。

　生後，摂食機能の発達過程において乳臼歯が機能するまでには，以下のように特徴的な動きがあります。

（1）準備期
① 原始反射（哺乳反射）消失のための口腔領域への感覚刺激と対応運動
② 吸啜運動および乳児嚥下
（2）初期
① 嚥下運動における嚥下反射の誘発部位までの食塊移送（口腔相）の動きの発達
② 原始反射の消失と随意運動の発達
（3）中期
① 顎の1回の開閉運動に伴って上下の唇で食物をはさみ摂る捕食の動きの発達
② 舌と口蓋前方部で食物を押し潰す動きの発達
（4）後期
① 乳臼歯相当部歯槽堤（臼歯）で食物をすり潰しながら唾液と混和する動きの発達
② 乳前歯萌出と随意の協調運動の発達
（5）完了期
① 乳前歯萌出と顎運動－歯根膜感覚と咀嚼筋活動
② 乳臼歯萌出に伴う臼磨運動発達に対する舌，頬，口唇の動きの協調

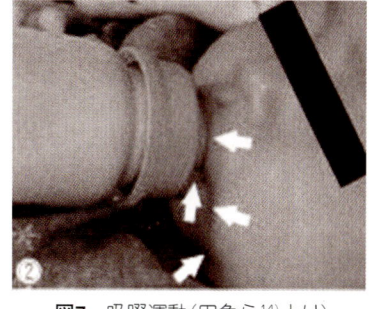

図7 吸啜運動（田角ら[14]）より）

2）乳児嚥下

乳児は嚥下するときに口を大きく開け，乳首をくわえ，口唇を乳房に押しつけたままで吸綴，嚥下します（図7）。これを乳児嚥下といい，1回の吸綴で咽頭にミルクが満たされて嚥下する場合と数回の吸綴により咽頭にミルクが満たされて嚥下する場合があります。

3）幼児嚥下から成人嚥下へ[12]

固形食物を摂取する時期の幼児は，口唇を閉じて嚥下するパターンをとるようになりますが，嚥下中に舌突出が見られなくなるわけではありません。混合歯列期になると，口腔内は大きくなり，舌の機能は発達し，いろいろな方向に動かせるように変化していき，上下の前歯の間に舌を突出する症状がみられます。

嚥下は，子どもの成長発育により幼児嚥下から成人嚥下へと移行し，学習することにより完全に嚥下が行えるようになっていきます。12歳頃になると舌を突出しない成熟型の嚥下が完全に固定し，臼歯をしっかり咬み合わせ，口唇を閉じて嚥下運動の力を吸収するようになっていきます。成人では，嚥下時に呼吸を停止し，上下の歯を咬合させて口唇を閉じ，舌尖を口蓋に押し当てて嚥下します。これを成人嚥下と言います。

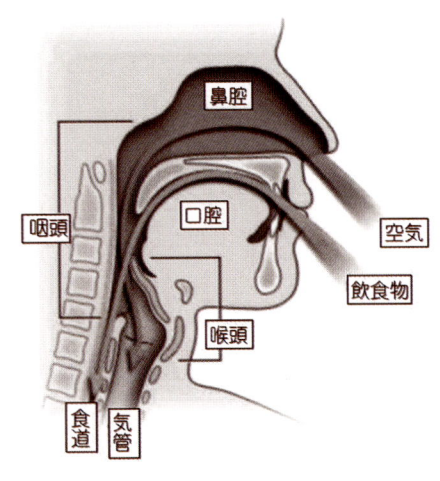

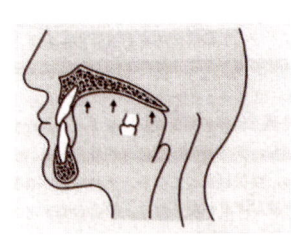

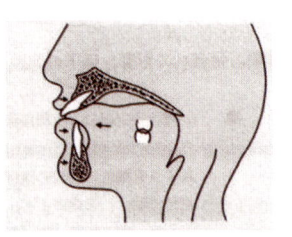

図8 嚥下の仕組み（阿部[17]より）

図9 正しい嚥下（大野[12]より）

4）正しい嚥下と誤った嚥下[12]

図8は、嚥下に働く口やのどを正中矢状面で横から見たところです。鼻孔から咽頭を通って気管に通じる空気の通り道、口腔から咽頭を通って食道に通じるのが飲食物の通り道です。ほ乳類の中でヒトは、食道（食物の通路）と気道（空気の通路）が咽頭（いんとう）で交差しているため、嚥下の機構を難しくしています。

正しい嚥下は図9に示すように、舌背を硬口蓋に押しつけるように舌を挙上します。次に臼歯を咬みしめ、咀嚼筋の緊張が見られますが、舌後方部を挙上し、軟口蓋、咽頭部を動かします。その時、口腔周囲筋にはほとんど緊張は見られません。

誤った嚥下では、舌尖および舌縁部を上下の歯の間に挿入し、舌を挙上しないまま舌を前方へ突出させます。臼歯を咬合しないため、咀嚼筋の緊張はほとんどみられません。舌後方部、軟口蓋、咽頭部の動きは鈍いですが、口腔周囲筋では緊張が見られます。これを異常嚥下癖とよんでいます。舌を押しつけて嚥下することにより前歯を押し、上顎前歯の突出や唇側傾斜の原因になると言われています。

3. 摂食・咀嚼・嚥下[14〜17]

基本的には、摂食という動作に、捕食、咀嚼、嚥下があります。この間は鼻呼吸が行われています。

1）摂食・咀嚼・嚥下の相互関係と全体の流れ（図10）
（1）先行期（認知期）

食物が口腔に入る前の時期です。どのような食物を，どのくらいの量，どのように食べるかを決めて行動する過程です。触覚や視覚，嗅覚から，食物の温度，味，におい，かたさなどを認識・予測して，食べる速さ（ペース）を決めるとともに，取り込む際の口の構えをつくります。食物を認知すると，唾液や胃液の分泌が促され，からだの受け入れ準備が整います。食物を口に運ぶ動作は，体幹と上肢（手指），頸部を協調して働かせ，食べやすさに応じたペースで口に運んだり，休んだりする運動です。これらは脳（上位中枢）の働きによって行われます。

(2) 準備期（咀嚼期）

食物を捕食して，食物の物性に応じて咀嚼・処理し，嚥下運動に移るまでの過程です。捕食機能の獲得後は，1回の下顎の開閉運動と口唇や前歯の咬断で，一口量を調節して食物を口腔内に取り込むことが出来るようになります。この捕食の動きにより得られる感覚によって，食物物性に応じて舌と口蓋で押しつぶす，臼歯を使って咀嚼する，などの動きが引き出されます。咀嚼は，食物をつぶすと同時に，唾液と混和させて嚥下しやすくし，味物質を唾液に溶融させることで味わいを感じさせます。臼歯で咀嚼するためには，舌が臼歯の咬合面に食物を運ばなければなりません。また，連続して咀嚼するために，舌と頬が食物を歯の上から落ちないよう，両脇から支えるように動きます。

食物の咀嚼運動中，舌運動により咀嚼された食物の一部が咽頭に流入しますが，この運動をstage II transportとよびます。咀嚼嚥下では，準備期と口腔期が一部重複します。咀嚼中の"むせ"，物性や量（ひとくち）などに影響するので注意が必要です。

(3) 口腔期

食塊を形成しながら，口腔から咽頭へ移送する過程です。咀嚼嚥下では準備期と口腔期が一部重なりますが，咀嚼された口腔内の食物を，舌の中央部に集めながら，咽頭部に向けて送っていきます。このとき，舌は食物を側縁から正中に向けて順次口蓋に押しつけ，舌の中央部を陥凹させて舌背上の食物を塊にします。その食塊を咽頭に送るときには，鼻咽腔へ食塊が侵入するのを防ぐために鼻咽腔が閉鎖されます（鼻咽腔閉鎖）。鼻咽腔閉鎖不全の場合には，摂取食物の鼻漏が見られます（図10）。

(4) 咽頭期

食塊により嚥下反射が誘発されると，主に上咽頭神経と舌咽神経を介して刺激が伝えられ，孤束核を経由して，延髄網様体にある嚥下中枢に伝わります。これを受け，遠心性インパルスが発射され，舌咽神経，迷走神経，舌下神経に働いて嚥下反射に伴う動きが惹起されます。

(5) 食道期

食塊が送り込まれると，上食道括約筋が収縮して，食道を閉鎖して喉頭への逆流を防ぎ，胃に送り込みます。

```
            ┌  (1)先行期：飲食物の形や量，質などを認識する
       ┌ 嚥 │  (2)準備期：飲食物を噛み砕き，飲み込みやすい形状にする
  摂食 ┤ 下 │  (3)口腔期：飲食物を口腔から咽頭に送り込む
       │    │  (4)咽頭期：飲食物を咽頭から食道に送り込む
       └    └  (5)食道期：飲食物を食道から胃に送り込む

  食べ物を見てから，咀嚼して，嚥下する一連の動きを摂食と呼び
  ます。
  一連の摂食・嚥下のメカニズムはとても難しく，大きく5つの時期
  に分けて考えられています。
```

図10 摂食・嚥下のメカニズム

2）嚥下運動の三相

口腔相，咽頭相，食道相をいいます。

嚥下第1期（口腔期）：

口腔内に取り込まれ，咽頭相に入ります。

嚥下第2期（咽頭期）：

舌根部が後退し，舌骨・喉頭は引き上げられて喉頭蓋が閉鎖され，また，筋群の活動としては，口蓋帆挙筋などにより軟口蓋が挙上され，鼻咽腔閉鎖がおこります。輪状咽頭筋は，その弛緩により食道入り口部を開大させ甲状舌骨筋の収縮によって喉頭が挙上します。中咽頭収縮筋によって咽頭内圧の上昇が起こり，甲状披裂筋が収縮を開始して声門閉鎖が起こります。声門の閉鎖に引き続いて甲状咽頭筋も収縮を始め，咽頭内圧の上昇に関与し，輪状咽頭筋が収縮を開始します。

嚥下第3期（食道期）：

蠕動運動と重力により食道内を噴門まで移送されます。

3）口腔相から咽頭相にかけての正しい嚥下訓練

嚥下の訓練は，舌の強化の訓練と並行して行ないます。まず最初に舌尖をスポットにつけたまま下顎犬歯遠心部にストローを置きそのまま咬合させ，スプレーで注入した水を吸い込んで飲み込むという訓練を行ないます。この訓練を繰り返すことにより舌を口蓋につけ，咬筋を使って嚥下をするという感じをつかむことが出来ます。また人差し指で舌を軽く押さえ大きく口を開け，"カッ"と発音させて嚥下時の軟口蓋の動きを活発にする訓練や食物を噛んで食塊にして嚥下する訓練などがあります。

4）嚥下のメカニズム

嚥下の中枢は延髄にあります。狭義の嚥下中枢は脳幹（延髄毛様体外側部）に存在し，摂食中枢は視床下部にあるとされています。咀嚼筋群は側頭筋，咬筋，内側翼突筋，外側翼突筋

第4章——正しい嚥下と誤った嚥下

をさし，側頭筋は咀嚼時に下顎を前ないし後方に挙上させます。舌骨下筋の胸骨舌骨筋は，頸神経の支配を受け，舌骨を引き下げる機能を持っています。舌骨上筋とともに舌骨を固定する働きがあり，これにより頸部のほかの筋は喉頭軟骨に直接作用することができます。喉頭の関節運動に関与する筋には5つ（内喉頭筋）あり，それは輪状甲状筋，披裂筋，甲状披裂筋，後輪状披裂筋，外側輪状披裂筋です。内喉頭筋のうち輪状甲状筋のみは反回神経ではなく，同じ迷走神経分枝の上喉頭神経支配であります。

食事摂取動作には，sucking（吸啜），swallowing（嚥下），chewing（咀嚼）の3つの段階があります。嚥下時には仮声帯が収縮し，誤嚥はその起こり方から前咽頭期型誤嚥，喉頭挙上期型誤嚥，喉頭下降期型誤嚥，混合期型誤嚥，嚥下運動不全型誤嚥，の5つに大きく分けられます。乳児の嚥下では嚥下反射はみられず哺乳反射で嚥下します。

高齢者の嚥下では咽頭期が短縮します。

嚥下訓練第一段階の基礎的訓練（間接的訓練）では，食物は用いず空嚥下で訓練します。嚥下訓練第二段階では飲み込みやすい食物を用い，訓練としては経口摂取を行ないます（むせないからといって，必ずしも誤嚥していないとは言い切れないことに注意）。

嚥下反射は，延髄網様体の外側部で下オリーブ核の近くに存在する嚥下中枢に組み込まれた，極めて精巧な嚥下プログラムにより遂行される反射運動です。

4．舌圧，指しゃぶり圧の測定

歯列弓には，外側から頬筋や口輪筋など口腔周囲筋から頬筋機能機構（バクシネーターメカニズム）といわれる外圧が加わり，内側から舌筋による内圧が加わり，上下的に咬合力が加わっていますので，歯列弓はそのバランスの取れたところに位置していると考えられています。しかし，小児には機能異常や口腔習癖があり，歯列弓に異常な機能圧が加わっていると顎骨や咬合関係に異常や不正を起こすことがあります。そこで，機能圧の一つとして舌圧を，口腔習癖として親指しゃぶり時の圧力を計測し，それらの影響について考えてみました。

1）小児の口蓋前方部に加わる舌圧の測定

被験者は，7歳から12歳の小児60名であり，口蓋前方部に加わる最大舌圧と嚥下時舌圧を測定しました。舌圧の計測には，高感度小型圧力センサー（共和電業社製）を用い，高応答動ひずみ測定器で増幅して記録しました。受圧装置として中央に圧力センサーを入れて密封し，口蓋前方部の保持床の上に受圧装置を固定しました（図11）。最大舌圧は，口唇を閉鎖したまま受圧装置に舌を最大の力で押し付けさせ，嚥下時舌圧はコップから飲料水を一口ずつ飲ませ，そのときの圧を連続して記録しました。

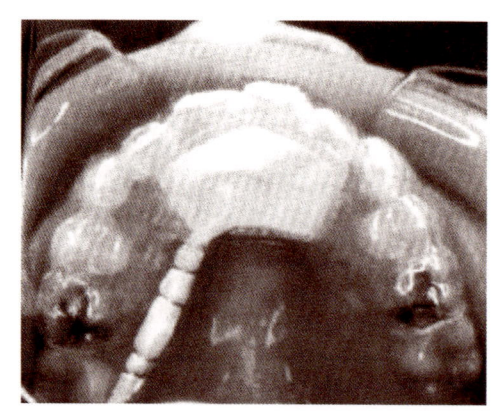

図11 保持床に受圧装置を固定

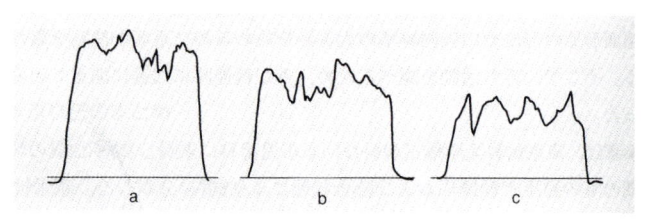

図12 最大舌圧（a：男子　舌癖あり，b：男子　舌癖なし，c：女子　舌癖あり）

表1 最大舌圧と嚥下時舌圧の計測値（三代ら[18]より）

(kg重)

	最大舌圧		嚥下時舌圧	
	男子	女子	男子	女子
正常被蓋群	1.80	1.57	0.44	0.36
上顎前突群	1.81	1.65	0.40	0.41
下顎前突群	1.87	1.80	0.43	0.38

　正常被蓋群における最大舌圧（図12）は，男子平均1.8kgf/cm²（圧力単位，以下kg重），女子約1.6kg重であり（表1），男子の方が女子より有意に大きいことがわかりました。また，下顎前突群が他の2群よりやや大きいことがわかりました。一方，嚥下時舌圧は，3咬合群とも約0.36〜0.44kg重であり，3群間および性別による差はあまりありませんでした。次に，舌前方突出など舌癖の有無による相違を調査したところ，最大舌圧では男女ならびに3咬合群ともに舌癖を有するものの方が無いものよりも有意に大きく，男子の方が女子より大きいことがわかりました。また嚥下時舌圧でも，舌癖を有するものの方が無いものよりも大きかったです。

　25歳から30歳の健康な成人では，これらの値は大きくなり，最大舌圧は男子平均で4.1kg重，女子で3.8kg重であり，嚥下時舌圧は男子平均で1.8kg重，女子で1.6kg重でした[19]。実際には，これらの値はその行為の瞬間のものであり，圧が常時加わっているわけではないのですが，小児においても成人においてもかなり大きい値ですので，口腔機能時には注意が必

第4章──正しい嚥下と誤った嚥下

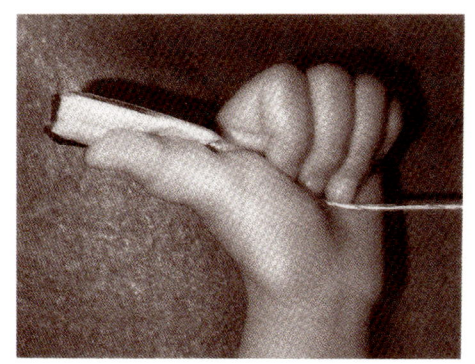

図13 親指に固定した受圧装置

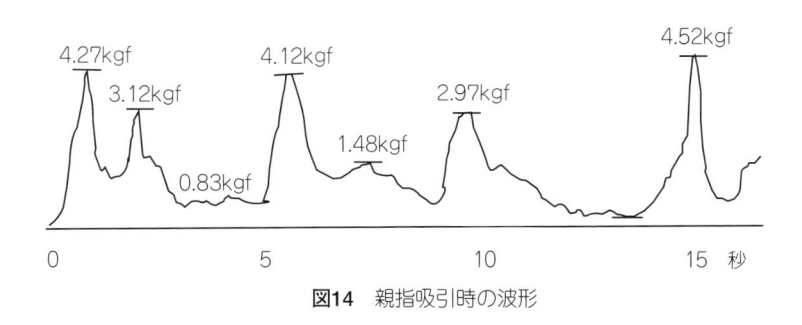

図14 親指吸引時の波形

要でしょう。

2）親指しゃぶり時に加わる圧力

　親指しゃぶりは，乳幼児期に頻繁に見られる習癖であり，小学校へ入学すると激減してきます。しかし，指しゃぶりによって前歯部開咬や上顎前突になっている小児をしばしば見かけます。そこで，舌圧と同様に指しゃぶりを行っているときに口蓋前方部に加わっている圧を測定しました。

　被験者は8歳9カ月の女児であり，親指しゃぶりを毎日かなり頻繁に，睡眠時などに行っており，親指を付け根まで深く吸い込み，下顎前歯で噛んでいるので指の背側に指だこがはっきり認められました。咬合は，上下前歯が低位のため前歯部開咬となっていました。舌圧測定と同じように受圧装置を作製し，左手の親指の腹側にテープで固定し（図13），いつもどおりに指しゃぶりをさせました。圧測定の記録では，指しゃぶりの状態に連動する波状の圧が数分間にわたって記録され，その一部を抜粋しました（図14）。最大の圧は，4.52kg重であり，5秒ごとに3〜4kg重のピークが認められました。その他の症例では，波の振幅がもっと低くて早いもの，圧波形のピークがそのまま数秒続くもの，途中で途絶えてまた再開するものなどが認められました[20]。

　このような波形の相違は，指のしゃぶり方や吸い方の違いであり，計測値の違いは吸う強さの相違であると考えられます。指を強く吸い込み，下顎前歯で噛んでいる症例では，前歯

45

部が低位となって開咬になりやすく，指をなめながら上顎前歯部を前方に引き出すようにする癖では上顎前突になりやすいと考えられます。

　以上より，指しゃぶりによる歯列への影響は，指の吸い方，指の位置，圧のかけ方，強さ，指を噛んでいるか否か，など多くの要素により違いが生じ，不正咬合の原因と深くかかわりあっているものもあることが確認されました。

●参考文献
1）向井美恵（編）：乳幼児の摂食指導，医歯薬出版，東京，2000.
2）向井美恵：母乳哺育と歯科，周産期医学，34（9）：1422-1424, 2004.
3）Tamura Y et al：Development of perioral muscle activity during breast feeding infants: Follow-up study, Pediatr Dent J, 6：101-106, 1996.
4）水野克己ほか：乳児期における哺乳行動の発達，小児科，41：1750-1756, 2000.
5）尾本和彦：乳幼児の摂食機能発達，第2報 咬反射，吸啜および咀嚼の筋電図学的検討，小児歯誌，31：657-668, 1993.
6）湖城明久：乳児の歯列の発育に関する研究—上・下顎歯槽部および口蓋部の三次元的計測，小児歯誌，26：112-130, 1988.
7）向井美恵：咀嚼機能の発達に関する研究—離乳期における口唇・顎の動きの推移について—，乳児発達研究会発表論文集，7巻，1985.
8）向井美恵：摂食機能の発達，小児保健研究，48：309-313, 1989.
9）千木良あき子：捕食時口唇圧の発達変化，昭歯誌，11：38-46, 1991.
10）大塚義顕ほか：嚥下時舌運動の経時的発達変化—超音波前額断における舌背面について—，小児歯誌，36：867-876, 1998.
11）大河内昌子，向井美恵：乳児用食品の物性基準の適性評価—第1報　固形物の固さについて—，小児歯誌，41：224-231, 2003.
12）大野粛英ほか：新歯科衛生士教本歯科矯正学，全国歯科衛生士教育協議会編集，医歯薬出版，東京，p.51-53, p.153-154, 1993.
13）向井美恵：食べる機能をうながす食事—摂食障害児のための献立，調理，介助，医歯薬出版，東京，p.32, 1994.
14）金子芳洋，千野直一：摂食・嚥下リハビリテーション，医歯薬出版，東京，p.19-36, 1998.
15）田角　勝，向井美恵：小児の摂食・嚥下リハビリテーション，医歯薬出版，東京，p.2-13, 24-26, 2006.
16）井出吉信，阿部伸一他（著分担）：摂食・嚥下のメカニズム，医歯薬出版，東京，2003, CD-ROM書籍.
17）阿部伸一（監修）：「嚥下って？」，エルメッドエーザイ株式会社ホームページ，http://www.emec.co.jp/enge/enge/index.html, 2004.
18）三代真義，安部輝美，三宅晶子，横田麗子，末石研二，山口秀晴：小児の口蓋前方部に加わる舌圧の測定—前歯部被蓋関係，舌癖の有無による相違について—．東京矯歯誌，14：153-162, 2004.
19）三宅晶子，安部輝美，三代真義，横田麗子，末石研二，山口秀晴，神保芳之：成人の口蓋前方部に加わる最大舌圧と嚥下時舌圧の測定．東京矯歯誌，13：221-230, 2003.
20）山口秀晴，横田麗子，三代真義（大野粛英，他監修）：指しゃぶり，第2章—Ⅵ指しゃぶり圧・舌圧の測定，わかば出版，東京，122-133, 2004.

5. 指しゃぶりの指導

1. 幼児・小児を対象にした訓練（MFT，噛む）

1）指しゃぶりへの対応・指導にあたって

　指しゃぶりは自然発生的な行為です。反射的に吸うという行為から始まり，哺乳の代償行為として，退屈をまぎらわすひとり遊び的な行為として，不安や緊張を鎮めるための行為などとして，子どもにとっていろいろな意味があります。

　長く続くと歯列・咬合に問題が生じやすい指しゃぶりですが，行為そのものに注目して「やめさせよう」とする前に，その子が「なぜしゃぶっているのか」を考えてあげましょう。指しゃぶりの継続には，子どもの心身の発達状況や気質・性格，生活環境，家族を含め周囲の人達との人間関係など様々な要因が関与すると考えられています。ただ指しゃぶりをやめさせようとして対応や手段を講じることは，時には問題の本質を見失ったり，子どもをより不安定な状態においこんでしまうかもしれません。

　子どもの発達状況やとりまく環境を理解しながら，指しゃぶりがその子にとってどんな意味があるのかを考え，それぞれの子どもの状況に合った対応を選んで適切な働きかけをしていけば，指しゃぶり自体はすぐにはなくならなくても，子どもにとってはよりよい解決策が得られるのではないかと思われます。

　指しゃぶりには，「見守る時期」と「積極的に働きかける時期」とがあります。本書では一応年齢を目安に時期を分けて述べますが，子どもの発達には個人差も大きいものです。また，社会性の発達などは生育環境で大きく異なるものです。個々の子どもへの対応を考える際には，その子の言動などから発達状況を把握しておくことが大切です。

2）年齢・発達状況に合わせた対応・指導のポイント

（1）乳児期

〔乳児期の指しゃぶりの見方〕

　最初は哺乳に関連した反射的な行為として始まった指しゃぶりも，何度か経験していくうちに，「しゃぶる」行為そのものに興味をもったり，哺乳の代償行為として，お腹は満たされなくとも吸啜本能を満足させるものとなってきます。特に2〜4カ月ごろは，手と口の協調運動として，また自分の身体を認知する行為として，指しゃぶりや手しゃぶりの発達的意義は

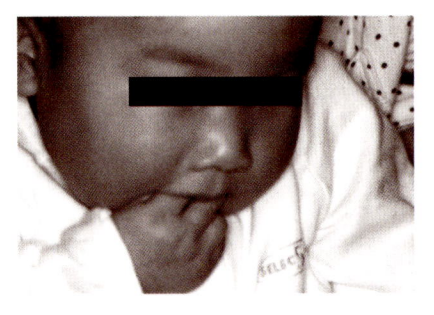

図1

大きいものです（図1）。

　さらに，指しゃぶりから始まる衣類や玩具など身の周りのものを何でもなめてしゃぶろうとする行為は，哺乳の反射を減退させ，口の随意的な動きを促すという面でも重要なものです。哺乳反射がなくなり，口を自分の意思で動かせるようになることで，離乳が開始されます。乳児期前半の指しゃぶりは食行動の発達の上でも意義があります。まだ手を使っていろいろなことをする時期ではないため，指をしゃぶることが非衛生的できないものでもありません。

　4カ月ごろになると，把握反射がなくなって手でものがつかめるようになり，6カ月ごろにはお座りをして自分の周りが見渡せるようになるので，自分の興味のあるものに手を伸ばし，持って遊んだりするようになります。玩具やいろいろなものに興味をもって遊んでいる間は，指しゃぶりはみられません。乳児期の後半になると，空腹時や眠い時に指しゃぶりがみられる子が多いと報告されており[1]，これは指しゃぶりのもつ精神を鎮める作用が関連しているものと考えられます。

〔乳児期の指しゃぶりへの対応〕

　この時期の指しゃぶりは，発達的意義の大きいものなので，やめさせようなどと考える必要はありません。「なめたり，しゃぶったりしながら，子どもは育っていくもの」とおおらかな気持ちで受けとめ，見守りましょう。

　しかし，乳児期の指しゃぶりだからといって，すべてそのまま様子をみていけばよい，というものでもありません。指を口の中に深く入れて強く吸うという，哺乳に近い行為のみが長時間にわたってみられるようなら，一度哺乳の状況を見直してみる必要もあるでしょう。例えば授乳が時間制などということにとらわれすぎて，親の一方的なペースですすめられ，本人の生理的リズムと一致していないとか，母乳の量や授乳時間が不足な場合などが考えられます。赤ちゃんの空腹のサインを親がうまく受けとめて適切な対応をしてくれない場合など，指を吸うという代償的行為でまぎらわしていることもあるでしょう。哺乳に関する吸啜本能が十分満たされているかどうか，授乳の状況を見直してみましょう。

　また，乳児期の口遊びは手や指から玩具や身の周りのものに広がっていきますが，赤ちゃんの周囲から口に入れたりなめたりしやすいものを遠ざけてしまうと，指から次の段階への興味の対象の移行がうまくすすみません。口に入れてなめても危険のない，清潔な玩具などを用意してあげて，口遊びを十分させてあげましょう。誤って飲み込みそうな大きさのものや，着色料を使ったものなどは避けます（図2）。

　おしゃぶりの場合も同様ですが，指しゃぶりをしておとなしくしているからと，そのまま

第5章——指しゃぶりの指導

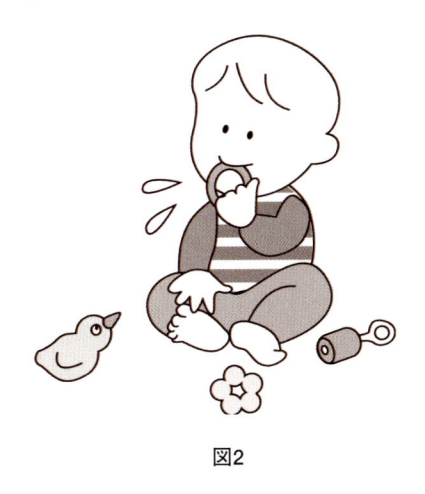

表1 しゃぶる行為の継続状況
（都内保健所でのアンケート調査から）

	1歳2カ月児	2歳0カ月児
指しゃぶりあり	30.1%	23.6%
おしゃぶりあり	25.5%	16.0%
タオル・ガーゼしゃぶりあり	9.8%	4.8%
母乳継続	23.4%	3.6%
哺乳瓶継続	41.6%	5.2%
	（286名）	（250名）

図2

　放っておくことは，幼児期以降のしゃぶり癖の継続につながる可能性があります。外からの刺激が少なく，周囲の人やものとのかかわりが不足している環境のなかでは，周囲への関心も育たず，おしゃぶりや指しゃぶりというひとり遊び的な行為が続きやすいものです。指しゃぶりを見守るにしても，声かけやスキンシップをはかりながら，子どもがいきいきと反応しながら生活しているかどうかをみていくことが大切です。

(2) 幼児期 ― 1～2歳 ―
〔1～2歳児の指しゃぶりの見方〕

　1～2歳ごろの子どもにみられる指しゃぶりの多くは，乳児期に始まった生理的な指しゃぶりの継続と考えられ，行為そのものに注目して，問題視したり，やめさせようとする必要のないものです。むしろ，この時期に考えなければならないのは，「どうして指しゃぶり以外のことに興味がむかないのか」「どうして指しゃぶりが長時間続いてしまうのか」という子どもの状況なのです。

　1歳を過ぎると，有意語（意味をもつことば）がでてきて，おしゃべりが少しずつできるようになり，またひとり歩きができるようになると外遊びなどもできるようになり，子どものコミュニケーション手段も行動範囲も広がります。手を使う遊びも増えてきて，口や手は周囲にむかって働きかける手段となり，子どもが遊びやおしゃべりに集中している時には，指しゃぶりはみられません。ひとりで指をしゃぶっているより楽しいことがあれば，指しゃぶりの頻度は減ってくるものと考えられます。

　しかし，まだことばでうまく表現できず，ことばをかけられただけでは安心が得にくいこの時期には，不安や緊張を解消し，自分の気持ちを鎮めるために指をしゃぶる子が多くみられます。私達の調査でも，1歳代前半には母乳，哺乳ビンを含めた何らかのしゃぶる行為がほとんどの子どもにみられ，とくに入眠時に多くみられました（表1）。2歳になると，哺乳行動は急減しますが，指しゃぶり，おしゃぶりはあまり減少しません。気分鎮めの最も手近な方

49

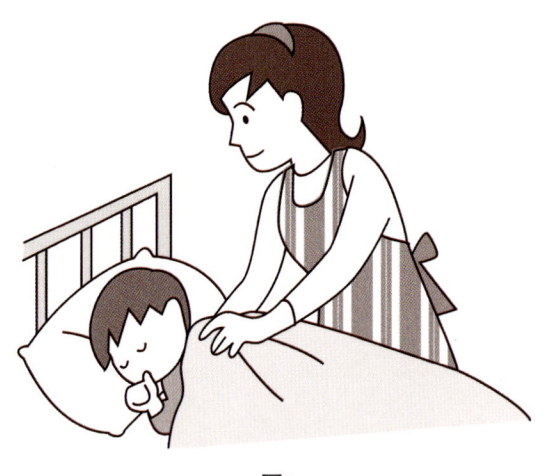

法として，指しゃぶりやおしゃぶりからなかなか離れられないのでしょう。

眠い時やひとりでいる時，退屈な時などにみられる指しゃぶりは無意識に行われていることが多く，問題性はありませんが，また条件反射的に子どもの生活に定着しやすいものでもあります(図3)。

一方，昼間も長時間続く指しゃぶりは，子どもの生活状況を見直してみる必要があるでしょう。遊びや周りのことに興味がむかなかったり，親や周囲の人々との関わりが少ないなど，子どもの気持ちが外にむかないため，口や手が外にむかって働きかける手段にならずに指しゃぶりが続いている場合もあるでしょう。また，就寝時間が遅かったり，外遊びが少なくテレビやビデオを長時間見て過ごしたりと，子どもの生理的欲求にそった生活リズムが与えられていない場合もあるでしょう。長時間みられる指しゃぶりは，子どもが相応な生活を送れていないことを訴えているサインとして受けとめてみる必要があります。

図3

〔1～2歳児の指しゃぶりへの対応〕

この時期の指しゃぶりは，まだ生理的な指しゃぶりの延長と考えられるため，やめさせようとする対応は必要ありません。子どもが自らの発達のなかで，遊びやことばによるコミュニケーションを発展させ，指しゃぶりの頻度が減っているようでしたら，そのまま見守っていればよいでしょう。

昼間も頻繁にみられたり，遊びの場でもみられる場合には，指しゃぶりを子どものサインとして受けとめる対応も必要です。子どもの生活状況を見直して，生活リズムや戸外での遊び，親子のスキンシップなどに何か問題がないかを考えてみましょう。夜型生活で睡眠不足だったり，起床が遅く朝食を抜いたり，外遊びの機会が少なく運動不足だったりと，子どもの生活状況が本来の生体リズムにそわないものであることが，指しゃぶりの継続を助長する一因となっている可能性があります。睡眠・食事・遊びを中心とした子どもの生活リズムを整え，戸外での遊びでエネルギーを十分発散させることで，子どもの活力を高め，指しゃぶりより楽しいことに目をむけられるようにしてあげましょう。また十分な運動により，入眠もスムーズになって指をしゃぶらなくても眠りにつきやすくなるでしょう。

一方，親の関わり方が不足していると考えられる場合には，スキンシップをはかりながら，子どもといっしょにおしゃべりを楽しむ，といった対応をしていくことで，子どもの手や口が相手に働きかけるコミュニケーション手段として発揮され，しゃぶる頻度が減ってくるも

のと思われます（図4）。

　この時期の子どもにとって，指をしゃぶることは，気持ちのいい"快"刺激を与えてくれることです。また，「きたない」とか「歯ならびが悪くなる」とか，ことばで説明しても，理解や納得のえられるものではありません。無理にやめさせようとする対応，とくに叱ったり，手をしばったり，指にからしや苦味のある薬を塗る，などの手段をとることは，指しゃぶりを直接的に中止させるうえでは，一見有効な方法にみえますが，子どもの側にしては，好きなことをとりあげられ，不安や緊張の解消手段を失うことにもなりかねません。指しゃぶりはやめても，他の癖（爪かみなど）へ移行したり，精神的に不安定になる場合もみられ，またそれでもやめられない子どもは，かえって指への執着やこだわりを強くしていく恐れもあるので，強制的な対応は避けた方がいいでしょう。

(3) 幼児期 ― 3～5歳 ―

〔3～5歳児の指しゃぶりの見方〕

　幼稚園への入園などにより通園が始まり，集団生活を経験する子が増えてきます。集団で生活することで社会性の発達も顕著になり，また仲間遊びやお絵かきなど手を使う遊びが盛んになることから，活動時の指しゃぶりは自然に減ってくる時期です。知的な発達も著しく，言語理解もすすみ，ことばで自分の欲求を表現することや，ことばをかけられることで安心が得られるようになると，指しゃぶりに頼る機会も減ってきます。習慣化した指しゃぶりでも，退屈でボーッとしている時や眠りにつく時に限られてくることが多いようです。

　また，社会性の発達により，自分と他人の区別がつくようになり，自己意識がでてくると，指しゃぶりのような赤ちゃんっぽい行為を，他の子どもに見られると恥ずかしい，という感情もでてきます。理解力もでてくると，自分の身体のイメージやその機能についての関心もでてきて，「歯ならびや発音がおかしい」ということもわかってきます。子どもの自覚がでてきたところで，適当なきっかけがあれば，自分から指しゃぶりをやめようという気持ちも育ってくるでしょう。

　集団生活の中で，社会性がうまく発達するためには，遊びを中心とした友達とのかかわりが大切です。自己中心性が脱しきれないと，友達と仲よく遊べず，対人関係がうまくいきません。また，性格や社会的経験の未熟さから，集団行動で緊張やストレスを感じやすい子もいます。子どもの発達を待ちながらも，遊びや子ども同士のかかわり方について配慮していく必要があるでしょう。

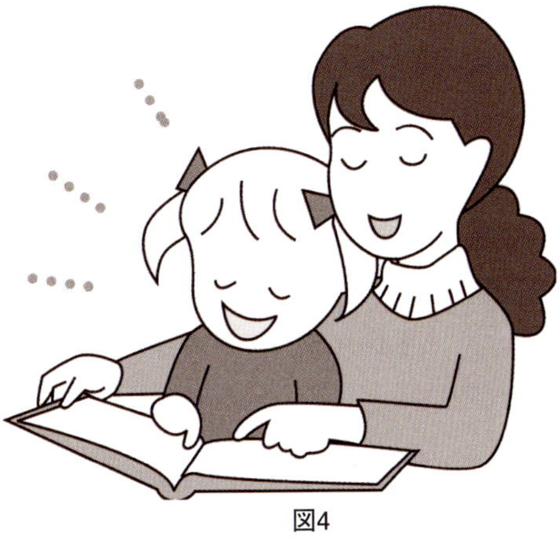

図4

この時期に，指しゃぶりの持続を強化する環境要因としては，室内での長時間のテレビやビデオの視聴や同年齢の子どもと遊ぶ場や時間のない生活環境，そして習い事や塾で忙しい生活スケジュールなどが考えられます。子どもが現在の生活にうまく適応できているかどうかをみてあげましょう。現実からの逃避手段として指しゃぶりが続くこともあります。親子関係からみていくと，過保護すぎたり，過干渉な場合に，子どもが自分で考え，判断し，行動する機会が少なくなり，指しゃぶりの持続が強化されます。また「～しなさい」「～してはダメ」と常にいわれていると，子どものストレスがたまりやすく，精神的安定を求めて指しゃぶりに執着しやすくなります。とくに，指しゃぶりばかりでなく，複数のくせや問題行動をもつ子どもの場合，生活環境の見直しや親の対応をみていくことが重要です。

〔3～5歳児の指しゃぶりへの対応〕

　頻度の減ってきた指しゃぶりに対しては，生活リズムを整える，外遊びを増やす，手や口を使う遊びに誘う，スキンシップをはかる，など生活環境を調整しながら，子ども自身の成長によって指しゃぶりをやめていくのを見守りたいものです。

　ただし，退屈な時や眠い時に無意識にみられる指しゃぶりが習慣化してしまうと，なかなか自然にはやめられません。自分の行動に気づきを与えて，自覚を促すような対応も必要でしょう。健診や臨床の場面で，歯科医や歯科衛生士が指しゃぶりの歯科的影響をやさしく，わかりやすく説明してあげることも，子どもの自覚や「やめよう」という意志がでてくるきっかけになります。

　子どもに「やめよう」という意志が育っても，まだ自己コントロールの能力が不十分な時期なので，家族や周囲の人達の理解や協力が必要です。就寝時に保護者がそばにいたり，手をにぎってあげたりなどの具体的な対応が必要となる場合もあるでしょう。指しゃぶりをしている場面で注意することより，しないですんだ場面でほめたり励ましたりするサポートが大切なことを保護者に伝えます。

　子どもが指しゃぶりをやめようとするきっかけには，いろいろなものが考えられます。弟妹の出生や幼稚園の入園などを期にやめる子もいれば，親や周囲の人からいわれた一言がきっかけになることもあるでしょう。ただし，このようなきっかけは，子どもの自覚がでてきて，やめようという気持ちが育ってきている場合に有効であり，単純に同じきっかけを与えたからといって効果が期待できるものではありません。例えば，弟妹が生まれた場合でも，お兄ちゃん（お姉ちゃん）になったという自覚がうまく育てば，もうお兄ちゃん（お姉ちゃん）なんだから指しゃぶりをやめよう，という気持ちがでてくるでしょうが，赤ちゃんにお母さんを奪われた，という気持ちや，以前のようにかまってもらえなくなって寂しいという気持ちが強いと，その不満を解消するためと親の注意を惹くために指しゃぶりがひどくなることもあるでしょう。とくに，両親の離婚や転居などの環境変化は，子どもを不安定な気持ちにして，

指しゃぶりの持続を強化したり，一度やめた指しゃぶりの再発がみられることもあります。このような場合，子どもは指しゃぶりで自分の気持ちの立て直しを図っているものと考えられます。しばらくは，スキンシップや声かけの機会を増やしながらも，余裕をもって見守っていく対応が望まれます。

　また，指に苦味のある薬を塗ったり，手袋をはめて使えなくする対応も，無意識な指しゃぶりや，子ども自身がやめたいという意志をもってきている時には有効でしょう。子どもの気持ちの準備ができていないうちにこのような対応をとると，子どもが精神的に不安定になり，他の癖への移行や問題行動につながる恐れもあるので注意が必要です。

　(4) 学童期　── 6歳以上 ──
〔学童期の指しゃぶりの見方〕
　学童期まで指しゃぶりが継続する子どもの割合はかなり少なくなりますが，またこの時期まで続いた指しゃぶりは子どもの精神発達や生活環境の問題と関連がみられやすく，自然な発達の経過のなかで指しゃぶりをやめていく，というケースは減り，やめるためには子ども自身の努力が必要になってきます。

　一方，学童期には知的発達が著しく，自意識も高まってくるため，積極的なアプローチをすることにより，指しゃぶりに対する自覚が育ってきたり，指しゃぶりによる歯科的影響を理解できるようになり，自分から指しゃぶりをやめようという意志がでてきます。また自己コントロール能力も高まってくるため，やめようと自分から努力することもできるようになります。反面，指しゃぶりのことを他人に言われたり注意されたりして，指しゃぶりをしていることに罪悪感を抱いたり，指しゃぶりの結果として生じた歯ならびや発音の異常について劣等感をもったり，消極的な対応をするようになり，指しゃぶりを続けていくことが子どもの心理的負担になることも少なくありません。

　学童期に入った子どもの習慣化した指しゃぶりに対しては，子どもの心理面に配慮しながらも，「やめよう」という意志を育て，支援していくことが大切になります。

〔学童期の指しゃぶりへの対応〕
　この時期になると，子ども自身の指しゃぶりに対する認識や自覚はできているはずなので，口の形態・機能への影響が大きくならないうちに，やめていく方向をとりたいものです。積極的なアプローチによって，口腔習癖としての指しゃぶりをなくすことが望まれます。

　ただし，生活環境への不適応のため指しゃぶりがやめられない子どもにとって，口腔習癖はいわば安全弁として精神的なバランスを保つのに役立っているとも考えられます。状況をそのままにして，無理にやめさせようとする対応は，子どもを精神的に不安定にさせて，別の習癖や問題行動への移行を起こさせる恐れがあります。生活環境や親子関係などに指しゃぶりを持続させている原因がありそうな場合は，まずその対応から考える必要があります。

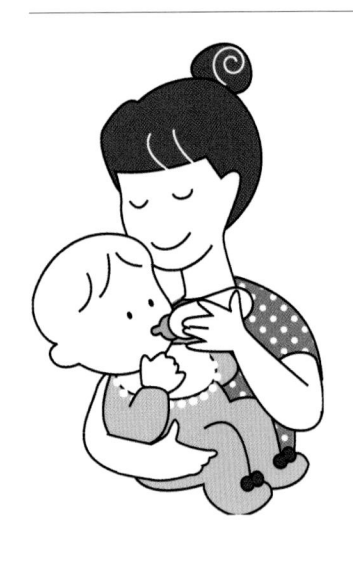

子どもに強いストレスを与えるような生活環境の変化や親子の問題があったかどうか，保護者や子ども本人と十分なコミュニケーションをとりながら，状況を聴いていくことが重要です。このようなやりとりのなかで，保護者自身が問題に気づき，解決策がみつかることもあるでしょう。家庭環境や生活状況に原因と考えられる要因が発見されたら，その改善策を親子とともに話し合います。少しずつでも原因除去が図れれば，指しゃぶりの頻度が減ってくるでしょう。
　指しゃぶり以外にも，いくつかの習癖や問題行動がみられる子どもや，子どもの発達面，心理面での問題が大きそうな子どもに対しては，専門家（小児神経科医や臨床心理士など）による心理相談が必要なこともあります。
　次に，明らかな原因がなく指しゃぶりが続いている子どもには，歯科医からの歯科的影響の説明により，やめるための動機づけを図ることも重要です。実際に歯ならびや咬み合わせに影響がでている場合は，口腔習癖の継続によって問題がさらに悪化する可能性があることを説明して，子どもが理解・納得したら，そろそろ口腔習癖をやめるよう説得していきます。ただし，やめようと決心しても，それまで長期間続けていた指しゃぶりを突然やめることは難しいので，周囲から精神的に援助して，子どもに自信をもたせたり，励ましたりしながら，本人が努力してやめようとするのを見守っていく必要があります。
　子どもの側の精神的な準備（やめようという自覚）ができたうえで，やめたくてもやめられない，という場合には，装置や装具などの使用がはじめて有効なものになります。口の中に入れる装置と，手袋などのように手につける装具がありますが，子どもが十分納得しないうちに使用すると，指しゃぶりのために罰を与えられたようなイメージとなり，子どもをより不安・過敏にしてしまい，逆効果なこともあります。とくに口腔内の装置（ハビットブレーカー）については，装着時の違和感も大きいことから，歯科医による十分な説明と，歯科医と子どもとの信頼関係を前提として，親の協力を得て使用することで，よりよい効果が得られるでしょう。また，無意識にしゃぶってしまう子どもには，苦い味のマニキュアや目立つ手袋など，子どもの気づきを誘うものも効果的です。
　一方，指しゃぶりにより明らかな歯列・咬合の問題が生じてきている子どもには，指しゃぶりをやめるための指導と並行して，口腔筋機能療法（MFT）を行っていくことが望まれます。とくに，指しゃぶりによって開咬や上顎前突になった症例では，口唇閉鎖不全や舌癖，あるいは吸唇・咬唇癖などがみられやすくなります。指しゃぶりをやめても，これらの癖や状態が続くと，咬合が自然に改善することは困難になります。唇や舌のトレーニングを行う

ことや，装置を用いた治療で咬合の改善を行うことは，自分の歯列や咬合の状態を認識・自覚している学童期の子どもに対しては，効果的な対応手段と考えられます。

3）指しゃぶりをやめるための指導
（1）指導の前に

指しゃぶりをやめようという気持ちになってきた子どもに対して，やめるための指導を行う前に次のような項目を把握しておきましょう。

①家庭環境

家族構成，兄弟姉妹の数，出生順位，主な養育者，親子関係，両親の職業

②生活状況（適応状態）

通園・通学時間，塾・習い事・スポーツクラブの頻度，友人・先生との関係

③子どもの性格，心理状態，健康状態

性格（神経質，過敏など），不安・緊張の強さ，体調，アレルギー，服薬状況

④指しゃぶりの状況

開始年齢，継続状況，しゃぶり方（指なめ，指噛み，指吸い）と1日の頻度と時間，指の状態（吸だこなど）

⑤口の形態・機能の状況

歯列・咬合の状態，軟組織の状態（口唇の突出，小帯異常），口唇閉鎖の状態（口呼吸，よだれ），発音と話し方，食べ方・飲み込み方

家庭環境や生活状況からのストレスや子ども自身のストレスの感じやすさなどを考慮して指導を始める必要があります。弟妹の出生や転居・転校など大きな環境の変化が指しゃぶりの継続に関与していると推察された場合は，子どもが新しい環境に慣れるまで指導開始を待った方がよいでしょう。

（2）指導の手順

〔指導1回目〕

●指導開始のための確認事項

子どもが指しゃぶりをやめようという気持ちになっているかと，保護者や他の家族が理解・協力してくれるかを確認しておきます。

●動機づけ

子どもに指しゃぶりの影響について説明し，やめようというモチベーションを高めます。開咬になった歯列模型や口腔内写真を見せることも効果があります。

●目標の設定

子どもが到達可能そうな目標をまず設定して，達成感が味わえるようにします。目標を達

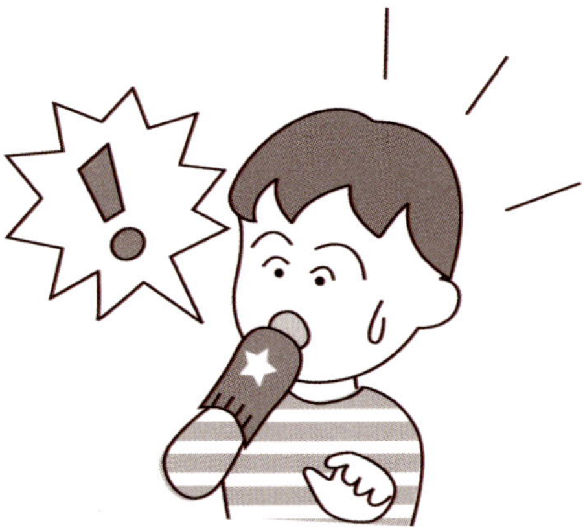

成した際のごほうびについても相談しておくとよいでしょう。まずは指しゃぶりの頻度を減らすことから始めるのが一般的です。

〔家庭での記録〕

　家庭での指しゃぶりの様子をできれば子ども自身に記録させます。ノートに日記のように記録するか，カレンダーにシールを貼ったり印をつけ，保護者にチェックしてもらいます。また保護者には，子どもの指しゃぶりの状況を簡単に日記のような形で記載してもらいます。子どもから指導者に電話をかけて報告してもらう方法もあります。

図5

〔指導2回目〕（2～3週間後）

●前回からの経過の確認

　始めに設定した目標の達成状況や子どもの様子をチェックします。前回の目標が達成されていれば，十分に評価して（ごほうびをあげて），次の目標を立てます。また，やめようとすることで子どもに代償行為や問題行動が現れていないか確認します（現れた場合は，やめるための指導を継続するかどうか検討する必要があります）。

●リマインダーサインの応用

　習慣化して無意識にしゃぶってしまい，本人の努力だけではやめるのが難しい指しゃぶりの場合は，リマインダーサイン（思い出すための目印）として指サックや手袋，マニキュアなどの応用も有効です。子どもの自主性を尊重しながら，気づくための手段として自ら選択する方向をとれば，精神的な負担も少ないでしょう。指導者や保護者は，励まし見守る応援団の立場をとっていきます（図5）。

〔指導の継続と終了〕

　指しゃぶりが完全になくなるまで上記の指導をくり返します。または，咬合の問題が明らかな場合は，口腔内装置の使用や口腔筋機能療法との併用を検討し，実施します。

　指導をくり返していくなかで，他の癖や問題行動の発現がみられた場合や，3～4カ月経っても成果が現われない場合は，やめるためのアプローチを一時中断して様子をみて，心理への相談を勧めることもあります。

4）指しゃぶりをやめられた子どもへの対応

　指しゃぶりをやめられた子どもでも，しばらく様子をみていく必要があります。何らかのきっかけで再発することもあるので，しばらくの間は見守りサポートしていきます。

また，指しゃぶりによって口唇や舌の動きや歯列・咬合にすでに問題のでている子どもに対しては，口腔筋機能療法や矯正治療の必要がでてきます。問題が顕著な場合は，専門医や専門の歯科衛生士による本格的な治療や指導が望まれますが，家庭でできるトレーニングを指導しておくことも状況の改善には役立ちます。

①唇のトレーニング（指しゃぶりによる口唇閉鎖不全や口呼吸がみられる場合）
- 唇のストレッチ
- 口を閉じる練習（鼻呼吸の練習）
- ボタンプル
- 口を使う遊び（風船，笛など）

②かむトレーニング（かむ力が弱く，よくかんでうまく飲み込めない場合）
- かむ力を強くする練習
- 奥歯でかむ練習
- よくかんで食べる練習

③舌のくせのトレーニング（開咬や上顎前突によって舌を突出する癖がみられる場合）
- 舌の日常のポジションを覚える練習（口を閉じて上あごに舌をつける）
- 舌の力をつける練習
- 正しい飲み込み方の練習

舌癖が明らかな場合は，本格的な口腔筋機能療法を勧めます。口腔筋機能療法の実際については，第7章を参照してください。

2. 低出生体重児を対象にした訓練

1）低出生体重児の摂食機能

低出生体重児とは，出生時に体重が2,500g未満の新生児のことをいいます。低出生体重児は，正常満期産（37週以降の分娩）で出生した新生児に比べ，身体機能の未熟性をはじめとした様々な問題を有しています。低出生体重児の原因は早産，および子宮内で胎児の発育が遅れることの2種類が考えられています。このとき一番に思い浮かぶのがその未熟性が故に入院下での保育を余儀なくされることでしょう。なかでも在胎32週未満，出生体重2,000g以下の新生児においては哺乳力の不足と誤嚥の危険性が高いことがわかっています。よって全身管理の一環として呼吸機能が十分ではない場合呼吸器を必要とし，また哺乳反射がない，もしくはあっても乳汁を吸う力が弱く，吸いついてもすぐ疲れて眠ってしまうとういふうに乳汁を吸うことも飲み込むこともできない場合には経管栄養を必要とします。その結果，合併症がない，もしくは軽度の場合であっても保育器を脱したあとも長期間にわたり経管栄養や哺

乳瓶の使用が続くこともあります。
　このような低出生体重児の成長背景のもと，低出生体重児は月齢が離乳時期に達しても過敏，原始反射の残存，経管栄養依存，哺乳瓶依存などの問題を有し離乳準備が整わないことがあります。退院後の家族の育児不安要因として離乳の進め方があげられます。乳児の実月齢（実際誕生した日からの月齢），修正月齢（不足している在胎月数を引いた月齢）を考慮したうえで乳児の摂食嚥下機能獲得段階に合わせて離乳を進めていく必要があるわけですが，まだ確立された指導方針がなく，いまだ専門家の間でも一致した見解が得られていないのが現状です。この章では筆者の経験をもとに低出生体重児を対象とした摂食嚥下指導・訓練について症例を参考にあげて述べていきます。

2）家族の離乳に対する不安要素

　正常満期産で出生した乳児を対象にした育児書，離乳指導本などが一般に多くあります。低出生体重児の家族は書物からの情報に対し，わが子の摂食機能の遅れに直面し，早く哺乳瓶からのミルク，母乳，離乳食から十分な栄養を取って欲しいという強い願望があります。経管栄養依存や，離乳食のステップがうまく進まないという焦りや，実月齢にたいする成長の遅れなど何らかの悩みを抱えています。
　以上のような悩みを持ち，離乳食がうまく進まなかったり，ミルクの嚥下が下手になってきたりすることを気にかけ摂食嚥下指導を受けにこられることは少なくありません。

3）低出生体重児への摂食嚥下指導・訓練の実際

　低出生体重児で生まれてきたことを念頭にまず乳児の修正月齢を把握し，身体の既往歴に加え摂食状況に関する既往歴を確認します。その上で以下の点を確認し患児の摂食嚥下機能を評価し診断します。そしてその新生児・乳児に合った指導・訓練を立案していきます。
　（1）経口摂取をするにあたり準備は整っているかどうか
　　① 原始反射消失の有無（探索反射，吸啜反射，咬反射）
　　②過敏の有無（顔面，口腔周囲，口腔内）
　（2）食に対する意欲が見られるかどうか
　　①依存傾向の有無
　　②心理的拒否の有無
　（3）受け入れ可能な食形態はどんな形態か
　（4）新生児・乳児の周りの家族等のサポート力の程度はどの程度得られるのか
　実際の指導においてはVTRによる記録を残し患児の変化を客観的に評価します。客観的に見ることが保護者の理解を深めまた摂食嚥下機能の発達段階を把握しやすくなります。

第5章──指しゃぶりの指導

［症例1］

　初診時：月齢8カ月（修正月齢6カ月）

　主訴：哺乳瓶でのミルクの哺乳がうまくいかなくなりむせることもあり量が減ってしまい体重も伸び悩んでいる（図6）

　診断：過敏の残存による経口摂取準備不全

　指導：ミルクをしっかり飲んで順調に体重も増加していたのにだんだんとうまく飲めなくなり，乳児が哺乳を拒否したり，飲めたときでも途中でむせてしまい嘔吐することもあり経管栄養を勧められたという経緯がありました。

　この患児に関しては随意的な哺乳力が不十分で，哺乳時に呼吸と嚥下の協調ができないことが原因で呼吸時にミルクの喉頭への流入がむせを引き起こしていることが判明し，哺乳時には量とペースに注意し呼吸の間をとるように哺乳時の介助を改善しました。

　また，重ねて咽頭部の成長とともに哺乳に適した形態ではなくなってきていること，哺乳にこだわらずそろそろ離乳を開始していくことを指導し，摂食嚥下訓練に入りました。しかし離乳を開始するにあたり口腔周囲の過敏が残存していました。そこでまず過敏の除去を目的に脱感作療法を行いました。

　この場合'哺乳が出来なくなった'ということだけに目を向けるのではなく，患児の身体の成長，口腔内，咽頭部の形態的成長，原始反射の消失程度，を評価し家族の不安を取り除き離乳食指導に入ることが不可欠です。

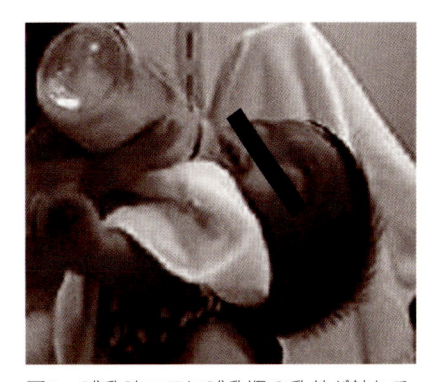

図6　哺乳時口元に哺乳瓶の乳首が触れると過敏が見られる様子

［症例2］

　初診時：月齢12カ月（修正月齢10カ月）

　主訴：離乳食を始めたもののはきだしてしまい食べてくれない（図7）。

　診断：食形態不適による嚥下機能不全

　指導：患児のもつ摂食機能の発達段階に比較し離乳食の食形態が進みすぎていること（ざらつきや小さな粒の混在する形態を使用していた），探索反射が消失していないことが原因でした。患児の実月齢に合わせて母親が本で勉強して離乳食を用意していました。そこで発達程度を考え食形態を離乳初期の均一なペースト状

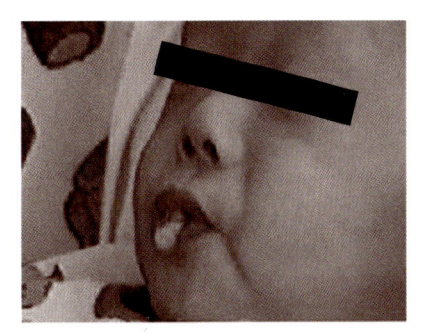

図7　ざらつきのあるペーストは嚥下できず，口から押し出してしまっている様子

のものに変更し摂取量の増加を目指しました。同時に脱感作療法を行い原始反射の消失をはかりました。

　結果，徐々に離乳のステップが進みました。

4）まとめ

　以上のように低出生体重児として生まれるとその他の合併症がない場合でも摂食嚥下障害を生じることがあります。新生児・乳児そのものの機能的，形態的発達を正確に判断し家族の方に理解してもらうことが摂食嚥下指導を行う前に必要です。医療の現場において低出生体重児が生命の危機を脱し，成長していく中，栄養を摂取するという行為は必要不可欠であるわけですがまたそのことが家族を苦しめていることが少なくありません。おうおうにして患児の状態よりも進みすぎた食環境を強いられていることが多いようです。

　低出生体重児においては，摂食嚥下機能の発達に基づき離乳を進めていくために早期からの摂食指導の介入が大切です。口腔周囲に過敏をつくらない，患児に苦しい思いをさせない，暦齢ではなく個々の発達段階に目を向ける，家族の育児不安を起こさない，などの点に注意し指導にあたり個々の新生児・乳児の摂食機能の発達をともに見守りたいものです。

●参考文献
1）田角　勝, 向井美惠編：小児の摂食・嚥下リハビリテーション, 医歯薬出版, 2006
2）中村　肇：新生児医療　光と影, こころの科学　No.94　111, 2000

6. コンサルテーションと評価

1. 動機づけ，行動変容

　口腔筋機能療法(MFT)では，「間違った咀嚼・嚥下パターン」や「正しくない舌や口唇の安静位」を患者さんが自分自身で行う訓練により変えていきます。MFTを成功させるためには，指導者の診断力と技術が必要ですが，これに患者さん自身の「やる気」が加わることによって良い結果を得ることができます。この「やる気」を上手に引き出すことをモチベーション(動機づけ)といい，これまで行ってきた正しくない行動パターンを望ましいものに変えていくことを「行動変容」といいます。MFTの指導ではこの2つが重要な要素です。これはブラッシング指導と共通の概念ですが，ひとつ異なることは，歯を磨くことの意義がほぼ周知の事実であるのに対し，ほとんどの患者さんとその家族はMFTや舌癖という言葉をはじめて耳にすることが多いという点です。「あなたの食べ方は間違っている」といきなり伝えても，患者さんにとってはそれがこれまで行ってきた自然な食べ方なので，なにがどうおかしいのかがわかりません。そこでビデオや写真などを使って，これまでの食べ方，飲み込み方の何が問題なのか，それを治すとどのような良いことがあるのかを，よく理解していただくことが大切です。また子どもの患者さんの場合には家族の理解と協力が不可欠ですので，本人だけでなく家族，特に母親に対する動機づけを行う必要もあります(図1～3)。

　動機づけの方法にはこうしなければいけないというものはありませんが，否定的な言葉や脅しはできるだけ用いずに，前向きな温かい姿勢で行うことを心がけます。私たちは次のような流れで行っています。

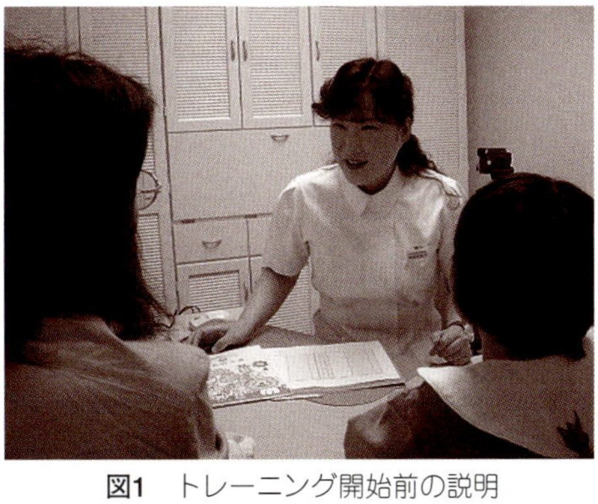

図1 トレーニング開始前の説明

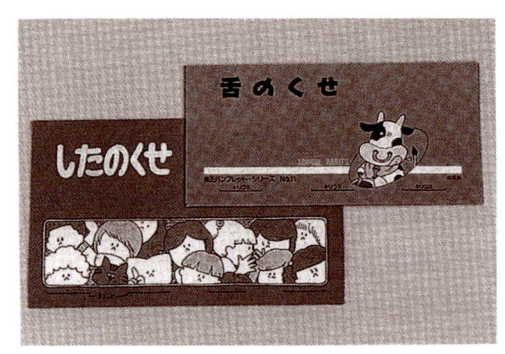

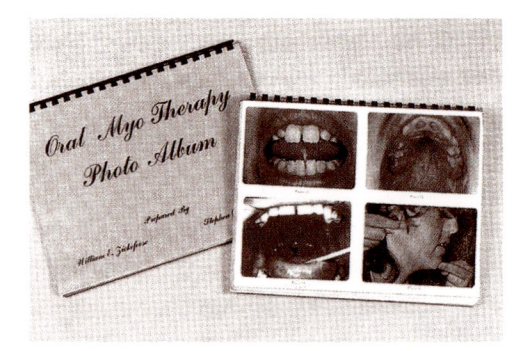

図2 説明用パンフレット　　　　　　　**図3** MFT指導症例の説明用アルバム

1) 用意するもの

① 患者資料（顔面写真，口腔内写真，セファログラム，パノラマX線写真，口腔模型など）
② 手鏡
③ 水（スプレーまたはコップ）
④ 患者説明用症例集（写真，ビデオ，パンフレット）

2) 手　順

① 歯科治療と口腔周囲筋の機能異常（患者さんには「舌癖」や「舌のくせ」などのわかりやすい言葉を使った方が良い）の因果関係を具体的に説明します．MFTの歴史的な背景をふまえた上で，なぜこの療法が診療に取り入れられるようになったかといったことから説明をはじめると良いでしょう．
② 診査の結果，問題点が何であるかを説明します．
③ 水を嚥下させ，手鏡を使って舌の突出状態を患者と家族に確認させます．
④ 説明用症例集を用いて，舌の歯列に対する影響を認識させます．
⑤ 訓練には痛みを伴わないことを説明し，不安を取り除きます．
⑥ 日常生活の大半で行っていたまちがった筋肉の動かし方のパターンを変えていくために，やる気と根気が必要であることを説明します．
⑦ 練習を行わなくても正しい動きができない事と，毎日欠かさず行っても動きにくい筋肉がある場合とでは，見かけは同じでも大きな違いがあることを強調します．
⑧ 自分にとってこの練習が必要だと思えるかどうか確認します．
⑨ 最後まで続ける約束をします．

2．診療室へのMFTの取り入れ方

これまでの診療システムにMFTをどのように取り入れていくかは，各診療室のスタイ

ルにもよりますが，誰が，いつ，どこでMFTを行うかについて考えていくと良いでしょう。

1）誰が指導を行うか

　MFTの指導者には，患者の筋肉の動きや，舌の練習で生じる音を聞くことにより，筋機能自体に対する臨床的な機能の評価を下せる力が必要です。また，患者とその家族に，一つ一つの訓練のデモンストレーションを示すことができなければなりません。これらの能力は，すぐに得られるものではありませんが，MFTの講習会やMFTの本などで知識を得たり，先輩から学んだりしながら，経験を積み重ねていくことで，徐々に能力を養っていくと良いでしょう。また，指導者には「根気強さ」が求められます。「できなくて当たり前」，「できないからレッスンを受けに来ているのだ」という気持ちで患者に接しましょう。練習をがんばってやっているにもかかわらずできないことに対しては，患者さんを叱ったり責めたりせず，患者さんと指導者が協力して解決策をともに見出していくという姿勢が大切です。

　指導者が診療室で行われている治療の内容をある程度理解しているということも必要です。患者さんが受けている練習内容を把握した上で，担当医と相談しながら指導を進めていく方がMFTの効果を得やすいからです。

　複数のスタッフが一つの診療室内でMFTを担当する場合には，同一の患者に対していつも決まった人が指導に当たるのが好ましいです。指導者が変わってしまうと，筋肉の動きの判定が微妙に異なってしまったり，前回の来院時の状態がわからなかったりするので，信頼関係を失ってしまいがちです。また患者の性格を把握するには，継続した数回の指導が必要です。

2）どこで指導を行うか

　MFTの指導は，ブラッシング指導室，カウンセリングルーム，院長室などの独立した個室を使って行うのがもっとも望ましいのですが，ついたてなどを利用すれば通常の歯科チェアーでも可能です。

　MFTのレッスンでは，普段意識したことのない筋肉の動きに意識を集中するため，気を散らすような音や視線から隔離した環境を作る必要があります。患者が精神的負担を感じずに，自然に訓練が行えるような楽しい雰囲気作りを心がけるようにします。レイアウトに特別な決まりはなく，説明用の資料とレッスンで使用する器具が置けるようなテーブルと，指導者，患者，保護者の座る椅子があれば十分なので，既存の設備を最大限に利用すべきです。なお，レッスンに使用する道具と，指導者の手指の衛生管理には十分な注意を払う必要があります。

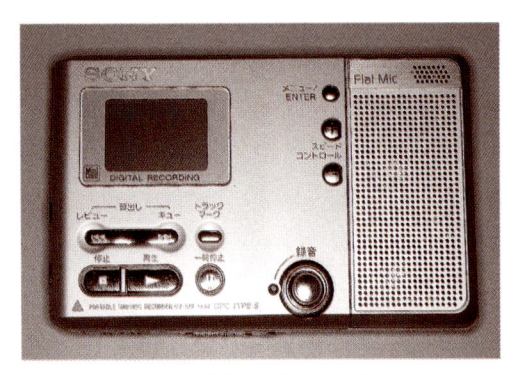

図4　録音用機材の一例

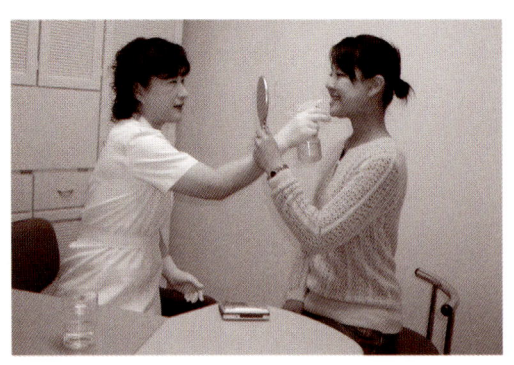

図5　録音しながらのレッスン

3）いつ指導を行うか

　歯科衛生士がMFTの指導者になる場合，チェアーサイドアシスタントとの掛け持ちという形を取ると，集中力が分散され，指導が行いにくくなる傾向にあります。可能であれば，MFTの指導にかかりきりになれる時間を設定することが望ましいです。

　診査・説明・動機づけなどには筆者らは約1時間をかけています。十分な時間を必要とする理由は，動機づけこそがMFTの成功を左右するからです。通常のレッスンに要する時間は，レッスン内容と患者の性格などによって変化しますが，1回当たり15分から30分程度です。まだ指導になれていない指導者の場合には，多めに時間をとったほうが良いでしょう。アポイントの間隔は，2週間に1回程度が理想的ですが，やる気が持続できる患者の場合には，4週間に1回程度で可能な場合もあります。

4）音声記録の使用

　MFTを効率よく行うためには，録音用機材に，レッスン内容を録音して，患者にこれを聞きながら練習するように指示します。この録音は診療室における実際の指導中に行います（図4，5）。正しい筋肉の動きを覚えるためのレッスンは，患者さんにとって「やりにくい動作」の繰り返しです。テキストだけを渡して，毎日練習して下さいと伝えても，患者さんは徐々に自己流の「やりやすい動作」へと変化させてしまいます。診療室でレッスンを行いながら，個々の動作に対する注意点を録音していくことで，患者さんは自宅でも効果的なレッスンを続けることができます。

　テープを録音する事は手間がかかると思われますが，実際には指導時間の短縮につながります。その日のレッスン時間内に課題とする練習を完璧にマスターする事は難しいのですが，テープを使用する事により，不完全ながらもその動きのイメージを患者さんに与えることができれば，自宅での練習により確実に進歩が見越せるからです。

　だんだん慣れてくると，ディスクジョッキーのように，楽しい雰囲気で，メリハリをつ

けて，切れ目なく，実況中継をしているような感じで録音することができるようになります。また，音声だけで練習内容が理解できるようになるべく具体的な表現を用いながら，各患者さんの動作のスピードに合わせて録音すると良いでしょう。

3. 歯科衛生士の役割と歯科医師との連携

　米国の口腔筋機能療法士は独立したオフィスを持って開業していることが多く，歯科医師は口腔周囲筋の機能に問題がある患者をそこに紹介するという形をとるのが一般的です。また米国において歯科診療室内でMFTが行われる場合には，筋機能療法士が非常勤のスタッフとして加わることが通常です。米国のシステムは，MFTを独立した専門職として位置づけるもので，指導者は患者の筋機能の不調和の問題に意識を集中することが出来る利点を持つ反面，歯科医師とのコミュニケーションが取りにくいという欠点も指摘されています。

　これに対し日本では，歯科診療室内で常勤の歯科衛生士が指導を担当することが一般的です。MFTの指導を行う歯科衛生士と歯科医師は，患者さんを目の前にして意見を交換することができるので連携がとりやすいです。また患者さんにとっては，歯科治療とMFTとを別々の診療室で受ける必要がないので便利です。

　MFTによる口腔周囲筋の機能改善が行われると，矯正治療の進行がスムースになるので，歯科医師にとって大きな恩恵になります。また，レッスン中には，指導者と患者の間に対話が必ず生じるので，歯科医師には話しにくいような悩みの聞き手になったり，はげますことでヘッドギアや顎間ゴムなどの装着に対する協力を増すことにつながったりします。

　MFTを指導する歯科衛生士にとっても，矯正治療を行う歯科医師と連携を密に取ることは大きな利点があります。矯正治療による不正咬合の形態改善はMFTのレッスンを容易にし，歯科医師によるMFTの必要性についての患者へのコメントは患者さんの動機づけを強化します。また，現在行われている歯科治療の内容に応じて，MFTの練習内容を調整することも可能です。

　お互いの良好な連携をとるためには，歯科医師はMFTのレッスン内容を把握し，歯科衛生士は歯科治療の内容の理解を深めるよう心がけると良いでしょう。また考慮すべき問題として，患者さんの年齢，歯科治療とMFTの順番，矯正装置とのかかわり合いなどがあります。

1）患者の年齢

　MFTの開始時期にとくに制約はなく，患者の精神的な発達段階に多くを依存します。患者さん本人と家族の関心が高い場合には，小学校の低学年から治療を開始することが可能です。年齢とともに舌癖は自然消失する場合があるとされていますが，患者さんの舌自体の運動能力，特に口蓋への舌の挙上能力が低い場合には，積極的にレッスンを行うことが有効です。この場合のレッスン内容は低年齢の患者さんにも可能なごく簡単なもの（ポッピング，オープンアンドクローズなど）とします。機能的および形態的に問題があっても，本人の精神年齢が幼かったり家族の理解が得られなかったりする場合には，指導を行うことが難しいです。混合歯列の後期すなわち小学校高学年では，通常の包括的なMFTを行うことができることが多いですが，この年齢以後でも，本人や家族の理解が得られない場合にはやはりレッスンは成功しません。

　また，すべての年齢の患者に対しても言えることですが，特に若年者の患者には完璧を期してあせることは禁物です。うまくレッスンが進まないときには，治療内容をエスカレートさせることだけでなく，進行の速度を少し延ばしてみることも大切です。受験や反抗期などで一時的にレッスンの進行が停滞することがあっても，指導者の温かい気持ちが持続すれば，いずれまたスムースに指導を進めることができる場合が多いです。

2）矯正治療とMFTの順番

　歯科治療に先立ち，すべての患者さんに対し口腔周囲筋の機能へのアプローチを行うことができれば理想的なのですが，実際にはなかなか難しいことが多いです。患者自身が自分の口腔周囲筋の機能異常自体を主訴として来院することはまれですし，矯正治療などで口腔内容積が減少した結果，舌の適応が不十分で機能的な問題が生じることもあります。また，咬合の不安定や矯正治療の後戻りによって初めて口腔周囲筋の機能異常が見つかることもあります。

　混合歯列期の患者さんに口腔周囲筋の機能異常が認められた場合，矯正治療は永久歯列完成まで待つ方が良いという判断が下された場合には，先にMFTのみの指導を行います。すぐに矯正装置をつけた方が良い患者さんの場合には，先に形態改善をしてからMFTを開始したり，あるいは同時に指導を行ったりします。矯正治療中あるいは治療後に筋機能の不調和が問題になったときには，その時点でよく説明し，同意を得た上でMFTを開始します。

　永久歯列の患者さんで，咬合の改善にMFTが深く関わることが予想されることが最初からわかっている場合には，MFTを先に指導し，ある程度筋機能の改善が見込まれると判断できてから矯正治療を開始することも多いです。MFTを先に開始することにより，

その患者さんの協力度を含めた性格が把握できるので，矯正治療自体が安全に行えます。

3) 矯正装置とのかかわり合い

矯正治療による不正咬合の形態改善は口腔機能の改善にプラスになることが多いのですが，ときには矯正装置がMFTを妨げることもあります。舌側に装置がつかない場合にはほとんど問題は生じませんので，唇面のブラケットによる治療はMFTと同時進行で行うことができます。ただし，抜歯空隙があったり，矯正装置による痛みがあったりすると，練習しにくいことがありますので常に気を配る必要があります。

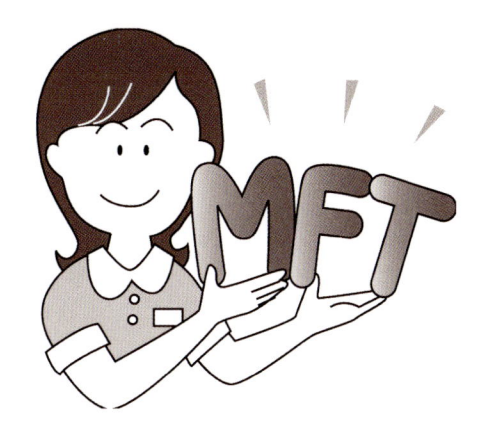

ヘッドギアなどの顎外固定装置も通常，同時進行で使用可能ですが，装置によって口唇閉鎖が妨げられないように調整する必要があります。舌側弧線装置やナンスのホールディングアーチは舌側の装置ですが，実際にはほとんどMFTの妨げにはなりません。舌を傷つけるような不必要な突起が無いように注意します。

舌側からのマルチブラケット装置も，口蓋を横切るパラタルアーチを使用しない限り大丈夫です。むしろ，MFTによって正しい食べ方，飲み込み方を指導することにより，患者さんの日常生活が楽になることが多いです。

ホーレー型やベッグ型の取り外しの保定装置はレジンの床が口蓋を覆うので，口蓋に舌が挙上する感覚を妨げることがあります。また，床が厚い場合には，舌のためのスペースを損なうことがあります。しかし，筆者らの経験では，保定装置を装着したままMFTを行うことにより，保定装置装着時にも正しい嚥下と舌と口唇の安静位が獲得されるようになる場合がほとんどです。なるべく床が小さく薄くなるようにし，切歯乳頭部付近に直径約5mmのスポットマークの穴を開けるなどの工夫も有効です。舌の機能がまだ不十分な場合には保定装置をはずした状態で練習を行っても良いのですが，保定期間中のMFTは原則として保定装置を入れた状態で行います。ただし，咀嚼訓練は「保定装置をはずして食事する」ように指導しているので，保定装置なしで練習します。取り外しの保定装置でも，口蓋をほとんど被覆せず主に歯の部分だけを覆うタイプでは問題は生じにくいです。

上顎拡大に用いるエクスパンジョンスクリューやクワドヘリックスなどは厚みがあるので，舌のためのスペースを損ないやすく，MFTとの両立が難しい場合があります。しかし，臼歯部の交叉咬合は顎関節の問題も生じやすいのでMFTに先立ち矯正治療すべき

ですし，また口蓋が狭い場合には上気道の改善や舌のためのスペースを確保するために，上顎の拡大を早期に行いたい場合も多いです。このようなときには，MFTの動機づけをあらかじめ行い，拡大装置装着前および装着中にはオープンアンドクローズなどの舌の挙上訓練だけを部分的に行うとよいでしょう。そして拡大が完了してから本格的なMFTを開始します。

　口蓋を横切るトランスパラタルアーチはMFTが指導しにくい装置です。この装置は嚥下の際の舌背による後上方への押し上げ力を利用するもので，上顎大臼歯部の垂直的成長抑制や上顎臼歯部の加強固定などに用いられます。しかし，舌の機能が正しくなければ装置の効果が期待できないばかりか，舌が口蓋に挙上する能力自体を大幅に阻害してしまいます。トランスパラタルアーチを用いる場合には，まずMFTを行い，十分に舌が口蓋に挙上できるようになってから装着することが望ましいです。また，いわゆるハビットブレーカーと呼ばれる装置は，デザインによってはMFTの補助手段として用いることが可能です。ただし，口蓋への舌挙上を阻害するデザインのものは使用すべきではありません。

4．使用材料，ビデオ撮影，記録

1）使用材料

　MFTに使用する道具はあまり特殊なものは必要ありません。また入手しにくいものがあった場合には，工夫して手元にあるもので代用します。なお主要なものは，株式会社ミツバオーソサプライ（TEL 03-3949-0066）が販売しています（図6）。

① スティック（木製の舌圧子）

　舌のトレーニングを行う時などに使用するアイスキャンディーの棒のようなものです。大と小がありますがどちらか一方でも結構です。

② ストロー

　口唇と舌の安静位を覚える時などに使用します。

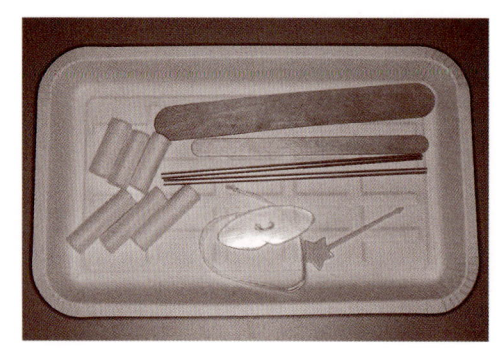

図6　MFTに使用する道具の一例。右上から時計回りで，スティック，ストロー，楊枝，リップエクササイザー，コットンロール。

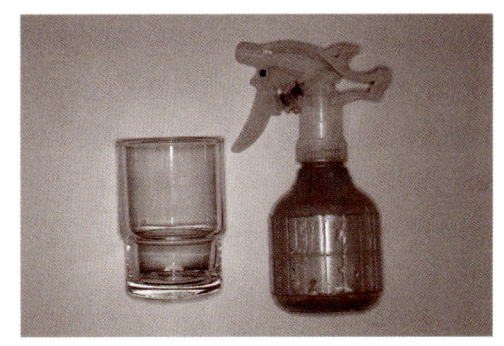

図7　MFTに使用するスプレーとコップ

③ 楊枝

　咀嚼のレッスンの際，レーズンやガムなどを大臼歯部に乗せるために使用します。

④ リップエクササイザーまたはボタン

　口唇のトレーニングに使用します。厚さ2～3mm程度のナイトガード用のマテリアルを口唇の形に合うようカットしたもので，これにタコ糸を通して使います。直径2.5cm程度の薄めのボタンにタコ糸を通して使用しても結構です。

⑤ コットンロール

　口唇の安静位を覚えるためのレッスンに使用します。

⑥ スプレーおよびコップ

　水を飲む練習に使用します。スプレーは水が直線状に出るものを使用します。コップは口もとの動きが見やすいように透明なガラス製のものが良いでしょう（図7）。

⑦ ワークブック

　楽しくレッスンを進めることができるような動物のイラストが使用されているものが市販されています。

⑧ レコーダー

　MFTを効率よく行うためにレッスン内容を録音するためのものです。録音は診療室における指導時に行います。

⑨ 手鏡

　レッスンは必ず鏡を見ながら行います。鏡で自分自身の筋肉の動きを観察しながら練習することは，これまで無意識に行っていた「間違った」嚥下動作を修正するための重要なポイントです。

⑩ 食べ物

　咀嚼の練習に使用します。りんごなどの水分の多い食べ物，クラッカーなどの水分の少ない食べ物のほか，大臼歯部で咀嚼する感覚を養うためにレーズンやガムなども使います。アレルギーの問題があるため，原則的に食べ物は患者さん自身に用意していただ

いた方が良いでしょう。また，ときにはガムを用いることもあります。

　⑪　ビデオカメラ

　口腔筋機能療法の効果は筋肉の動きによって判定されるため，ビデオ撮影を行うことが有用です。

　⑫　その他

　上記のほか，必要に応じて，口唇力の計測のためのテンションゲージ，バリケア（皮膚保護剤，スポットを覚えるために使用します），風船，ビニールチューブ（サッキングの練習に用います），ノギス，オーラルスクリーン，患者説明用パンフレットまたはパネルなどを必要に応じて使用します。

2）診査および記録

　MFTの診査は，歯科医師と歯科衛生士が共同で行うことが通常です。患者さんが診療室に入ってきたときから始まり，患者さんの姿勢や顔貌を観察します。問診をしながら，発音，嚥下の状態を観察します。次に，診査用紙（図8）に記入します。歯科的な診査が行われている場合にはその資料も参照します。

　①　舌突出の種類

　スプレーで口腔内に水を注入し嚥下させます。このとき人差し指と中指を下顎骨下縁の前方部に当て嚥下の瞬間に親指で下唇を押し下げ，舌の突出方向を観察します。

　②　オーバーバイト，オーバージェット

　模型または口腔内にて，ノギスによって計測します。

　③　既往歴

　指しゃぶりや扁桃摘出などの既往歴を記入します。

　④　現症

　患者または家族への問診により，a. 指しゃぶり，b. その他の口腔習癖，c. 口呼吸，d. アレルギー，e. 口蓋扁桃の肥大，アデノイドの有無を記入します。

　f. 嘔吐反射：スティックやミラーで舌根部や軟口蓋をさわり，嘔吐反射の有無を調べます。

　g. 舌の状態：舌を上下左右に動かしてもらい動きが鈍いかどうかを調べます。また，舌の大きさ，舌小帯の付着異常，舌縁の圧痕の有無も記載します。

　h. 発音：不明瞭な発音が見られる場合に記入します。

　i. オトガイ筋の緊張：口唇閉鎖時や嚥下時のオトガイ筋の緊張の有無を記入します。

　j. 咬合時の咬筋：患者の頬（咬筋付近）に両手をおき，臼歯をかみしめたときの咬筋の緊張状態を調べます。

舌癖患者用診査用紙　　年　　月　　日　　担当

患者名 _____　____才

舌癖のタイプ
1. 前方突出
2. 上下顎突出
3. 片側性側方突出
4. 両側性側方突出
5. 全突出
6. 下顎突出
7. その他

オーバージェット ____mm
オーバーバイト ____mm

既往歴

現　症
a. 指しゃぶり　　　　　　　（有_____　無）
b. その他の口腔習癖　　　　（有_____　無）
c. 口呼吸　　　　　　　　　（有_____　無）
d. アレルギー　　　　　　　（有_____　無）
e. 扁桃肥大、アデノイド　　（有_____　無）
f. 嘔吐反射　（強い、弱い、無し）
g. 舌の状態　（うごきが鈍い、普通）（大きい、普通）
　　　　　　（舌小帯付着異常、舌縁に圧痕）
h. 発音　（不明瞭_____　明瞭）
i. オトガイ筋の緊張　口唇閉鎖時（有、無）
　　　　　　　　　　　嚥　下　時（有、無）
j. 咬合時の咬筋　（強い、弱い）
k. 硬口蓋の状態　（高い、低い、狭い、普通）
l. 軟口蓋の状態　（うごきが鈍い、普通）
m. 口唇の状態　　上唇（短い、弛緩、普通）
　　　　　　　　　下唇（弛緩、普通）
n. 顎関節の問題　　　　　　（有_____　無）
o. 歯周疾患の問題　　　　　（有_____　無）
p. 患者の態度　（良好、普通、不良）
q. 親の態度　　（良好、普通、不良）
r. その他 _____

咀嚼時の状態
・噛みぐせがある（右、左、よく噛まない）　　・口を開けたまま咀嚼する
・舌を前方に押し出す　　　　　　　　　　　　・必要以上に顔面の筋肉がうごく
・食べものを口に入れるとき、舌が迎えに出る
・口のまわりに食べかすが残ったり、唇をよくなめる
・その他 _____

嚥下時の状態
・必要以上に顔面の筋肉がうごく　　　　　　・身体がうごく
・その他 _____

評　　価

1. 初診時　年　月　日	2. レッスン5 開始時　年　月　日	3. 終了時　年　月　日
1.舌尖がスポットにつくか	1.舌尖がスポットにつくか	1.嚥下 _____
2.舌中央部が口蓋につくか	2.舌中央部が口蓋につくか	2.口唇閉鎖
3.口唇閉鎖	3.舌後方部が口蓋につくか	3.習慣化
4.口輪筋の強さ ____kg	4.口唇閉鎖	4.口輪筋の強さ ____kg
5.問題点 _____	5.口輪筋の強さ ____kg	5.最終評価 _____

図8　診査用紙の一例

　k. 硬口蓋の状態：口腔内または模型で，高さや幅を調べます。

　l. 軟口蓋の状態：患者に口を大きく開けて「アー」といってもらい，軟口蓋の動きを調べます。

　m. 口唇の状態：リラックス時の口唇の状態を記入します。

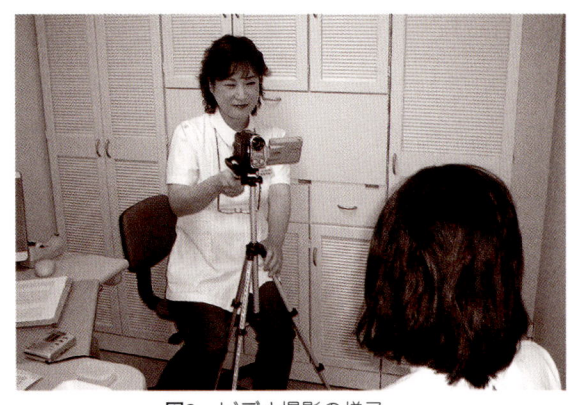

図9 ビデオ撮影の様子

　n. 顎関節の問題：問診や触診などにより顎関節の痛み，雑音，運動障害などの有無を調べます。

　o. 歯周疾患の有無：歯周疾患の有無を調べます。

　⑤ 咀嚼時，嚥下時の状態

　患者や家族に，食事中のくせやのみ込み方など，気づくことを尋ねたり，患者さんに食べ物を食べてもらったりして，その状態を記入します。

　⑥ 評価

　初診時，レッスン進行時，レッスン終了時などに再評価を行い，MFTの効果を再評価します。

　3）ビデオ撮影

　MFTは筋肉の機能を対象にしているため，写真よりビデオの記録の方が有用です。初診時，指導の進行時，指導終了時などに，必要に応じて撮影すると良いでしょう。固定用の三脚があれば撮影機材は家庭用のもので十分です。ある程度の明るさがある場所なら特別な照明もいりません（図9）。ただし，なるべく雑音が入らない場所の方が良いでしょう。なお，患者の座る椅子は，回転するものの方が撮影しやすいです。一般的な撮影の内容と項目は次のとおりです。

　① 患者による自己紹介（胸から上）

　日付，名前，年齢などをゆっくり話してもらいます。

　② 歯列の記録（口もとへ焦点）

　口角鉤を使用し，正面，左右側方，オーバージェット，オーバーバイト，上下咬合面観などを撮影します。口腔内写真を撮影する場合は不要です。

　③ 発音の記録（口もとへ焦点）

　サ行，タ行，ラ行などをゆっくり発音したあと，20くらいまで数えてもらいます。ま

第6章──コンサルテーションと評価

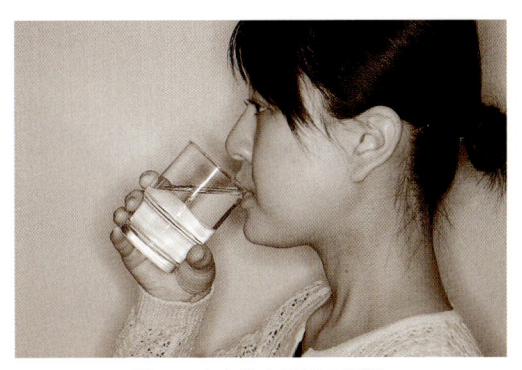

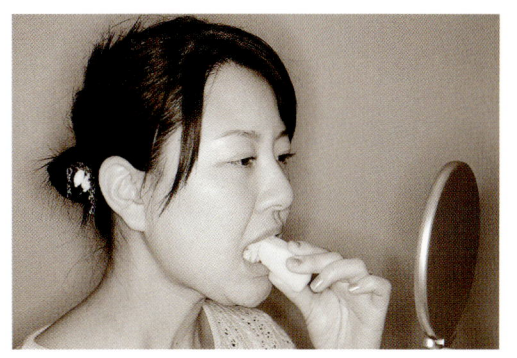

図10 水を飲む様子の撮影

図11 食べる様子の撮影

た，「さくらのはながさきました」，「たまごをたくさんたべました」，「あかいりんごがひとつあります」，「しろいしろくまはしっぽもしろい」などの文章を読んでもらいます。

④ 嚥下の記録（口もととのどへ焦点）

口角鈎を使用し，正面と正面の下のほうから上向きに，嚥下時の舌の様子を撮影します。口腔内の唾液がなくなった場合にはスプレーで水を注入します。次に，コップの水を一口ずつ2～3回飲んでもらい，口もとやのどの動きを，正面と側方から撮影します（図10）。

⑤ 咀嚼の記録（口もととのどへ焦点）

水分の多い食べ物（りんごなど），水分の少ない食べ物（クラッカーなど）をいつものように食べてもらい，口もとやのどの動きを，正面と側方から撮影します（図11）。

⑥ その他

特定の動き（舌挙上，舌で口唇をなめる，口角の挙上など）も，必要に応じて撮影することもあります。

7. 舌突出癖の指導

　この章では，アメリカの口腔筋機能療法士であるウィリアム・ジックフーズ先生，ジュリー・ジックフーズ先生ご夫妻の指導のもと製作されたワークブック「舌のトレーニング」（図1）に添ってMFT基本プログラムのレッスン手順や指導法を解説しています。

　実際のレッスン手順や指導法を学ぶ前に，6章「コンサルテーションと評価」を参考に，指導者の心得や指導の進め方を学びましょう。

　MFTのワークブック「舌のトレーニング」は，舌癖による好ましくない舌位や咀嚼・嚥下パターンを改善するためのレッスンがプログラムされていますが，舌癖の種類や口腔周囲筋の状態によって患者さんに必要なレッスンは異なります。指導時には「目的別分類によるトレーニングの一覧表」(p.76, 77)を参考にレッスンを選択し，それぞれの患者さんのためのレッスンを録音しましょう。録音したレッスンは，ワークブックとともに，患者さんの家庭での練習の教材として役立てます。

　MFTの指導者となるためには，講習会に参加しレッスンの目的や方法を正確に学ぶ必要があります（図2, 3）。

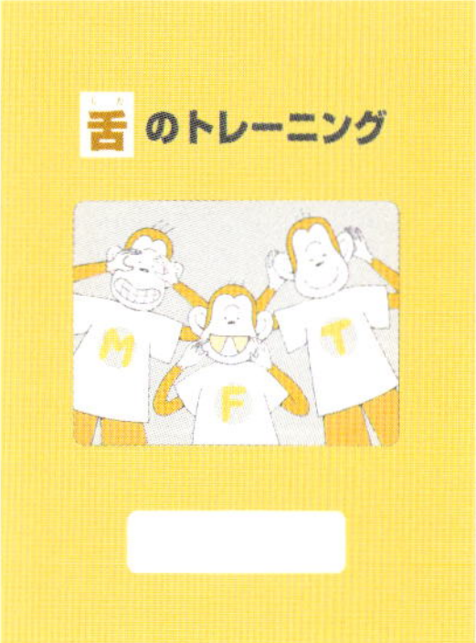

図1 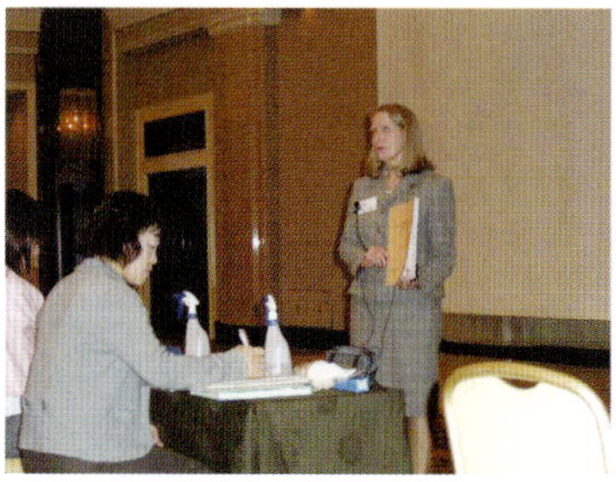　　　　　図2 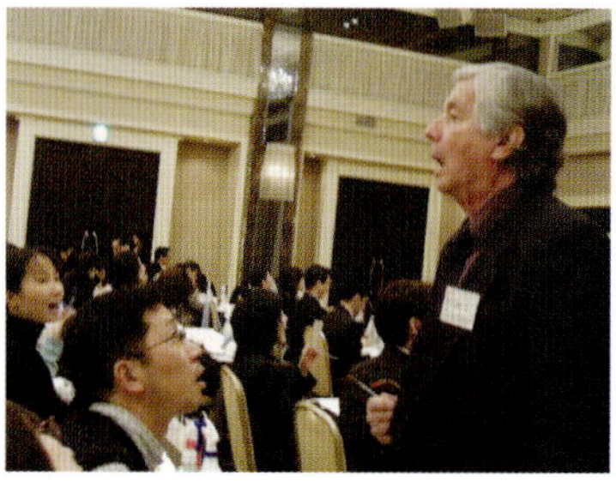　　　　　図3

レッスンを録音する場合

　レッスンのそれぞれの練習の方法を説明し，デモンストレーションと患者さんの実際の練習後にもう一度，患者さんに練習をしてもらいながら録音します。これは苦手な練習の回数を多くしたり，その患者さんに合った注意事項を録音することができるからです。

　用意するもの，目的，手順，注意事項を録音し，レッスンの内容が全体で5～10分程度になるようにします。

第7章　舌突出癖の指導

MFTレッスンの基本的な進め方

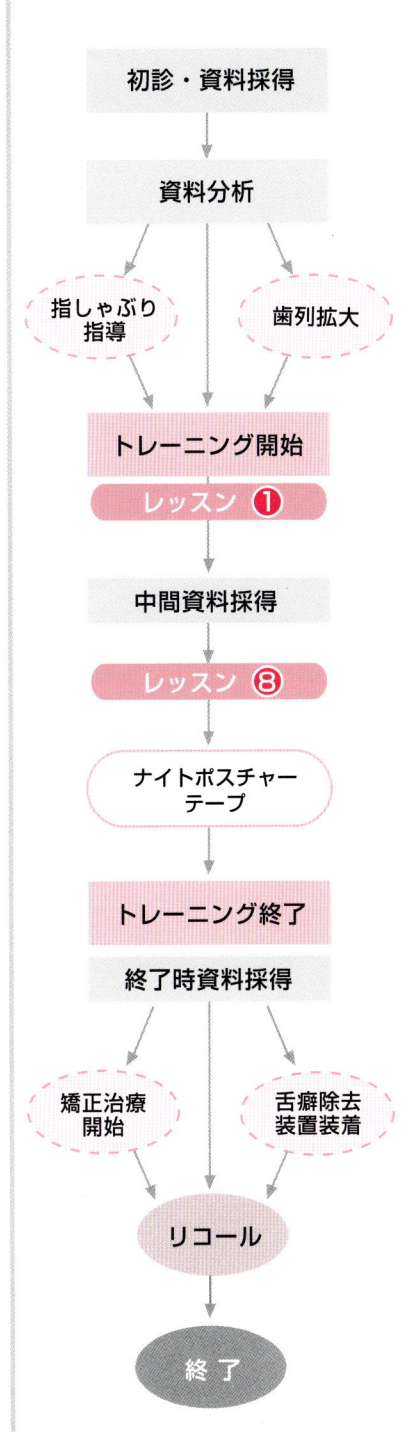

初診・資料採得
- 問診・診査（観察表・舌癖患者用診査用紙に記入）
- 資料採得を行う
  （必要によりレントゲン、印象、写真（顔、口腔内）、ビデオ撮影など）

資料分析
- 舌癖のタイプや症状の診断をする
- トレーニングプログラムの作成をする

指しゃぶり指導 / 歯列拡大
- 指しゃぶり（えんぴつや布しゃぶり）をしている人は習癖を除去後トレーニングを開始する
- 歯列拡大が必要な場合（上顎歯列が狭窄しトレーニングに影響を及ぼす時）は歯列拡大後トレーニングを開始する

トレーニング開始　レッスン❶
- 2～3週間に一度の間隔で来院してもらう

中間資料採得
- 必要によりレッスン5の開始時で資料採得を行う

レッスン❽

ナイトポスチャーテープ
- ナイトポスチャーテープは2～3週間行う。患者が希望すればそれ以上行ってもよい

トレーニング終了 / 終了時資料採得
- 順調にレッスンが進んだ場合は4～6ヵ月でトレーニングは終了する
- 資料採得を行う

矯正治療開始 / 舌癖除去装置装着
- 矯正治療が必要な場合は、基本的にはトレーニング終了後に矯正治療を開始する
- 舌癖除去装置が必要な場合はトレーニング終了後に装着する

リコール
- 数カ月ごとに来院してもらい、状態をチェックし再度トレーニングが必要な場合は、それぞれの症状に合わせたプログラムを組みトレーニングを行う

終了
- 基本的には矯正治療終了時がMFTの終了となる

目的別分類によるトレーニングの一覧表

目的別の分類	レッスン	ベーシックエクササイズ	1	2	3
主に筋力の強化	舌のコントロール	❶ ファットタング・スキニータング ❷ ティップアンドスティック ❹ リップトレーサー	❶-① スポットポジション	❷-① フルフルスポット	
	舌を挙上する筋力の強化 *咀嚼と正しい嚥下に必要な筋肉	❸ ミッドアンドスティック ❺ ガーグル・ストップ	❶-② ポッピング	❷-② バイトポップ ❷-③ "カッ" スワロー	❸-① オープンアンドクローズ ❸-② "カッ" スワロー
	咀嚼筋の強化 *咀嚼と正しい嚥下に必要な筋肉		❶-③ バイト	❷-② バイトポップ	
主に嚥下のテクニック	正しい嚥下パターンと咀嚼のテクニック		❶-④ スラープスワロー	❷-④ スラープスワロー ❷-③ "カッ" スワロー	❸-② "カッ" スワロー
	舌側方のコントロール *主に唾液の嚥下に必要な舌の動き		❶-④ スラープスワロー	❷-④ スラープスワロー	❸-③ サッキング
	習慣化 *舌位・口唇の姿勢位・咀嚼・嚥下を身につける		❶-⑤ ポスチャー	❷-⑥ ポスチャー	❸-⑤ ポスチャー
	口輪筋の強化			❷-⑤ リップエクササイズ	❸-④ リップエクササイズ

目的別分類によるトレーニングの一覧表について

上の表は、各練習を目的別に分類したものである。舌のトレーニングは、レッスン1〜8で構成されているが、これは、あくまでも基本的なものであり、この練習をワークブック通りに進めていけば、すべてゴールに到着するという訳ではない。MFTに対する患者の理解度や協力度、また、口腔内の状態やレッスンの習得状態などにより、その進め方は異なる。

第7章──舌突出癖の指導

4	5	6	7	8
④-① オープンアンドクローズ	⑤-① オープンアンドクローズ	⑥-① オープンアンドクローズ	⑦-① オープンアンドクローズ	⑧-① オープンアンドクローズ
④-② タングドラッグ	⑤-② タングドラッグ	⑥-② タングドラッグ	⑦-② タングドラッグ	⑧-② タングドラッグ
④-③ スワロー	⑤-④ トラップウォーター	⑥-④ トラップウォーター	⑦-④ トラップウォーター	⑧-④ トラップウォーター
④-④ サッキングスワロー	⑤-③ サッキングスワロー	⑥-③ サッキングスワロー	⑦-③ サッキングスワロー	⑧-③ サッキングスワロー
④-③ スワロー	⑤-④ トラップウォーター	⑥-④ トラップウォーター	⑦-④ トラップウォーター	⑧-④ トラップウォーター
			⑦-⑤ スワロー	⑧-⑤ ソフトフード
		⑥-⑤ ドリンキング	⑦-⑥ ドリンキング	
④-⑥ スナックプラクティス	⑤-⑥ スナックプラクティス	⑥-⑦ スナックプラクティス	⑦-⑧ スナックプラクティス	⑧-⑦ スナックプラクティス
④-④ サッキングスワロー	⑤-③ サッキングスワロー	⑥-③ サッキングスワロー	⑦-③ サッキングスワロー	⑧-③ サッキングスワロー
				⑧-④ トラップウォーター
④-⑦ ポスチャー	⑤-⑦ ポスチャー	⑥-⑧ ポスチャー	⑦-⑨ ポスチャー　ナイトポスチャーテープ	⑧-⑧ ポスチャー
④-⑥ スナックプラクティス	⑤-⑥ スナックプラクティス	⑥-⑦ スナックプラクティス	⑦-⑧ スナックプラクティス	⑧-⑦ スナックプラクティス
④-⑤ リップエクササイズ	⑤-⑤ リップエクササイズ	⑥-⑥ リップエクササイズ	⑦-⑦ リップエクササイズ	⑧-⑥ リップエクササイズ

指導者はこれらを見極め、時には、同じ練習を繰り返したり、前の練習に戻ったり、独自の方法でその患者に合わせたプログラムを組み立てる。この表を参考にして、レッスン全体の流れと目的を充分理解した上で指導に役立てていただきたい。

ベーシックエクササイズ

患者さんが年少者の場合や舌の力が極端に弱い場合、またはレッスン1ができない人に対して、レッスン前に行う練習です。
レッスンの途中で、必要に応じて追加の練習として組み込んでもよいでしょう。

❶ ファットタング・スキニータング
舌の形を変える！

用意するもの
鏡

手順
1. 口を開け、舌を平らにし、静止させる
2. 舌を前方に出し、静止させる　5回~10回

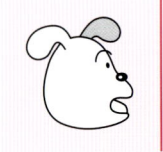

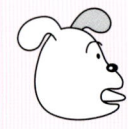

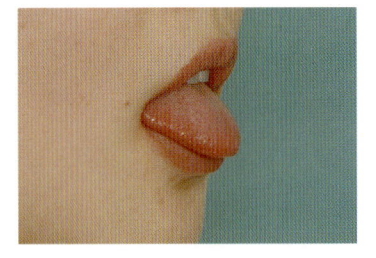

舌の力を抜き平らにする（ファットタング） 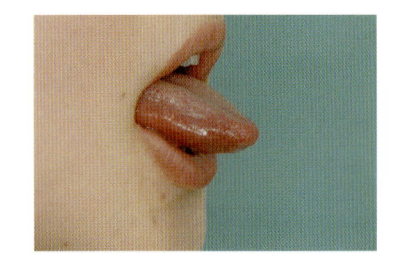　　舌をとがらせる（スキニータング）

指導のポイント
・舌尖がスポットにつけられない人や、レッスン1のスポットポジションで舌尖がまるまってしまう患者さんには、回数を多くしましょう。

注意
舌は口唇や歯ではさまないように。
舌はできるだけ緊張させたり弛緩させたりして、形が変わるのがはっきりとわかるように。

❷ ティップアンドスティック
舌の先とスティックで押し合う！

用意するもの
鏡
2枚重ねのスティック

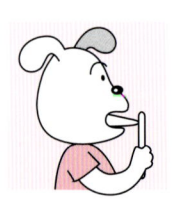

第7章──舌突出癖の指導

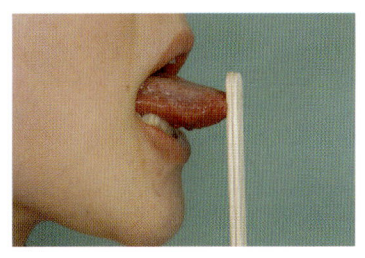

舌尖を尖らせスティックと押し合う

手順
1. 2枚重ねのスティックを、口の前に垂直に持つ
2. 舌を前方に出し舌尖を尖らせ、舌とスティックの両方で3秒間押し合う
3. スティックを離し、力を抜き口唇を閉じて休む　5回〜10回

指導のポイント
・この練習はベーシックエクササイズ①の応用です。舌尖の力が弱い人に効果があります。
・舌の力とスティックで押す力が、同じ力になるように指導します。
・スティックで舌を押す力が強すぎて、舌尖が曲がったり、押しつぶされてしまった場合には、スティックを離してもう一度やり直してもらいます。
・休むときは、舌尖をスポットにつけ、口唇を閉じます。

注意
舌は水平に突出させ、スティックと直角になるように。
スティックは利き手でしっかり持つ。
舌は口唇や歯ではさまないように。

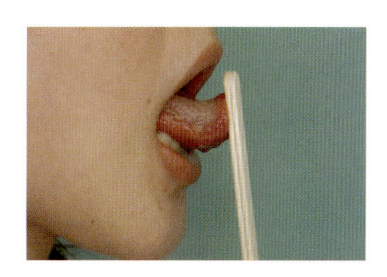

スティックで舌を押す力が強すぎて、舌尖が押しつぶされた状態

❸ ミッドアンドスティック

舌の中央とスティックで押し合う！

用意するもの
鏡
大きめのスティック

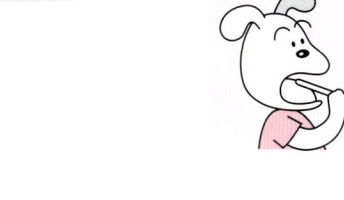

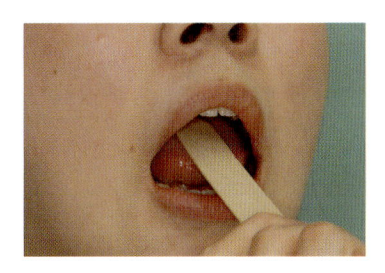

スティックを押す力に抵抗して、舌中央部を持ち上げる

手順
1. スティックを舌中央部に置き、軽く押す
2. スティックで押した力に抵抗するように舌を持ち上げる
3. スティックを離し舌の力を抜き、口唇を閉じて休む　5〜10回

指導のポイント
・舌を下顎歯列弓から前方に出さないで、上方に持ち上げるように指導しましょう。

注意
舌を前方に出さずに、口蓋の方に持ち上げるように。

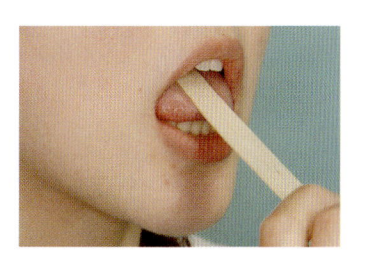

舌中央部が前方に出てくる状態

79

❹ リップトレーサー
唇をなぞる！

用意するもの
鏡

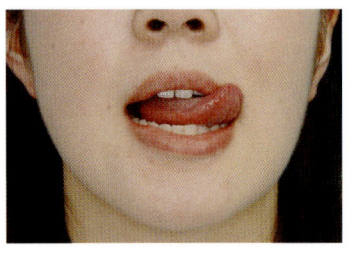

舌尖で上唇の輪郭をなぞる

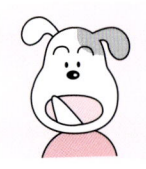

手順
1. 舌を尖らせて口角におき、反対側の口角に向ってゆっくり上唇の輪郭をなぞる
2. 10秒で反対側につくようにする　左右5~10往復

指導のポイント
・舌を同じ速度でなめらかに動かすことができるように、指導者はゆっくり10数えます。
・この練習ができない患者さんは、上顎前歯の唇側面を舌でゆっくりなぞる練習をしてもらうとよいでしょう。

注意
時計の秒針のように小刻みな動きにならないように。
口を開け、舌尖を尖らせて行うこと。

❺ ガーグル・ストップ
ガラガラうがい！

用意するもの
水を入れたコップ

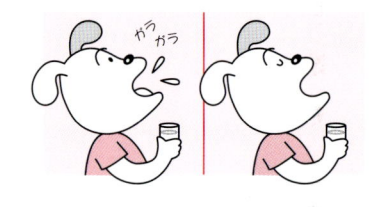

手順
1. コップの水をひとくち口に含み、上を向いて口を大きく開ける
2. 3秒間ガラガラうがいをし、上を向いたままで、5秒間のどの動きを止める　7~10回

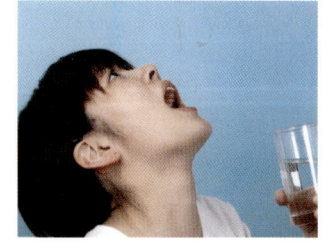

上を向き舌とのどの動きを止める

指導のポイント
・口の中の水が咽頭部に流れないように、舌後方部と軟口蓋の力で水をためておく練習です。上を向き、水をしっかりためるように指導しましょう。

注意
鼻疾患のある人は休みながら行うこと。

第7章——舌突出癖の指導

> レッスン1〜8

舌癖のトレーニングはレッスン1〜8で構成されています。
必要により「ベーシックエクササイズ」を行ってからレッスン1に入りますが、ここからが本格的な舌癖のトレーニングの開始です。舌癖のトレーニングの目的やレッスンの方法について、保護者や患者さんに説明し、わかりやすく指導しましょう。

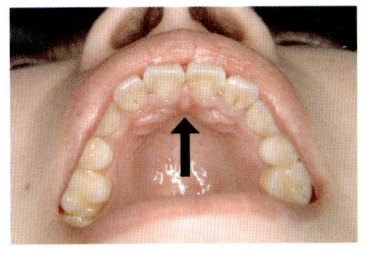

レッスン❶

スポット（口蓋の切歯乳頭後方部）

スポットとは・・・
「舌癖のトレーニング」では、安静時や嚥下時に舌尖が触れる位置（口蓋の切歯乳頭後方部）をスポットと名づけています。患者さんの口腔内の状態によりスポットの位置が異なります。トレーニングを行っていく上で舌の正しい位置を覚えることは最も大切です。口腔内の状態をよく観察し、患者さんに合ったスポットの位置を指導しましょう。

❶-① スポットポジション

用意するもの
鏡
スティック

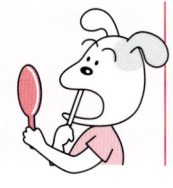

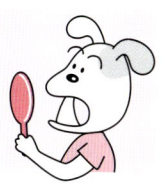

手順
＊鏡を見ながら1と2を交互に行います。
1. 口を大きく開け、スティックをスポットに軽く押しあて、5つ数える
2. スティックをはずし、舌尖をスポットにつけ、5つ数える　5〜8回

指導のポイント
・はじめに指導者が練習のデモンストレーションを行い、スポットの位置と、舌尖をスポットにつけた状態を見せます。
　次に患者さんのスポットを指導者がスティックで押し、練習します。患者さんがスポットの位置を覚え、正確に舌尖をスポットにつけられるようになってから、スティックを持たせ、鏡を見て練習してもらいます。
・スティックでスポットを圧接して、口蓋のどの部分に舌尖をつけるかを覚えてもらうため、スティックは適度な強さで押すように指導してください。

注意
舌尖をまるめないで、スポットにつけるように。
舌尖をスポットにつけ、静止させるように。

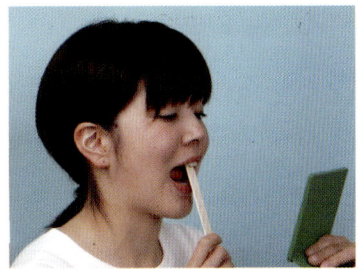

鏡を見ながらスティックでスポットを押して位置を覚える

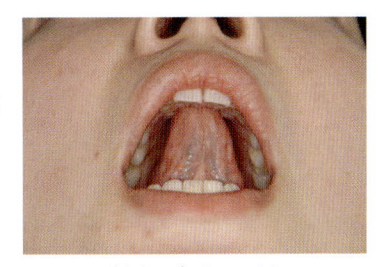

舌尖をスポットにつける

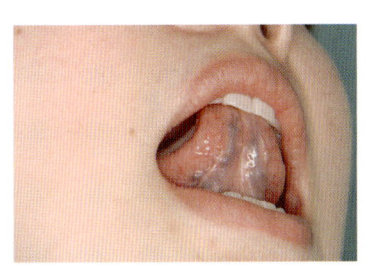

舌尖がまるまった状態

Q&A

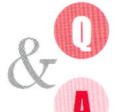

Q 年少のこどもでもスポットポジションを正確に確認できる良い方法はありますか？

A 年少のこどものトレーニングでは理解しやすく楽しい練習方法を工夫するとよいでしょう。
方法：味のついたペースト状のもの（ジャム等）を少量スティックでスポットにつけて、次に舌の先でペーストをさわります。スポットの位置を舌尖の感覚でつかめるようにしてあげましょう。

❶-② ポッピング

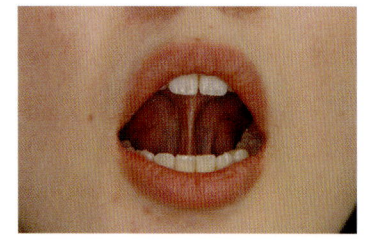

用意するもの
鏡

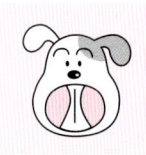

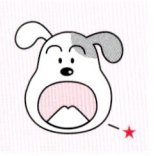

手順
1. 舌尖をスポットにつけ、舌全体を口蓋に吸い上げる
2. 口を大きく開け、舌小帯をできるだけ伸ばす
3. 舌で口蓋をはじくようにし、ポンと音をたてる10〜15回

舌尖をスポットにつけ吸い上げている状態

指導のポイント
・指導者がデモンストレーションを行い、舌全体を口蓋に吸い上げたところと、舌小帯が伸びている状態をよく確認してもらってから、患者さんに練習してもらいます。
・舌を口蓋に吸い上げたとき、舌がねじれたりたるんだりしている場合は左右均等に吸い上げるように、また舌が上顎臼歯咬合面まで覆う場合は、上顎歯列弓内におさまるように意識しながら練習してもらいます。
・大きな音を出すことばかりを意識する人がいますが、音を鳴らすことだけが目的ではありません。舌全体が口蓋に吸い上がることと、舌小帯を充分に伸ばすことの2点に集中するように指導してください。

注意
舌尖はスポットにつけ、まるめないように。この練習を続けることによって、舌小帯の痛みを訴える患者さんには、練習の回数を少なくするか一時的に中止して様子を見ること。

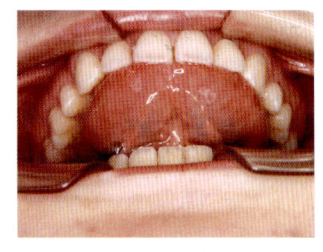

舌が上顎の咬合面まで広がった状態 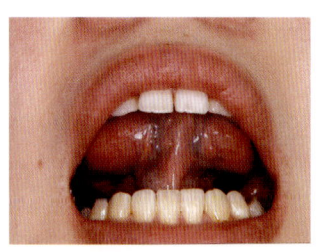　　舌尖がまるまった状態 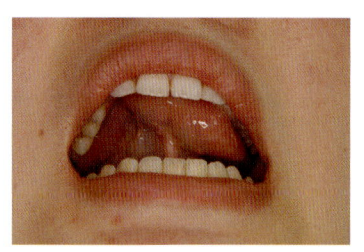　　舌がゆがんだ状態

第7章──舌突出癖の指導

❶③バイト

用意するもの
鏡

手順
1. 舌尖をスポットにつけ、頬（咬筋）に指先を置く
2. 臼歯をぎゅっと咬みしめ、筋肉が緊張し固くなる状態を覚える
3. 舌尖をスポットにつけたまま力を抜いて休む　2〜5回
4. こめかみ（側頭筋前腹）と耳の上方部（側頭筋後腹）に指先を置き、それぞれ2〜5回行う

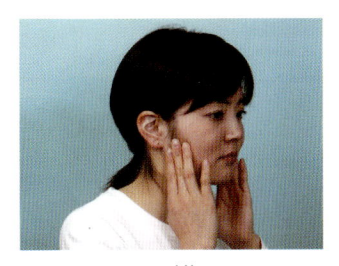

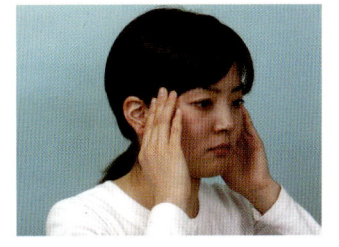

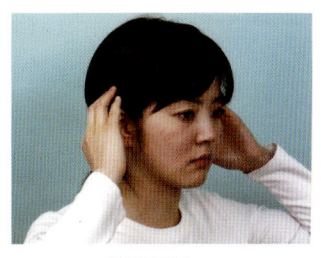

咬筋　　　　側頭筋前腹　　　　側頭筋後腹

指導のポイント
- 嚥下時に臼歯を強く咬みしめることで舌が挙上しやすくなるため、咀嚼筋の強化は重要であることを患者さんに説明します。
- 頬、こめかみ、耳の上方部に両手の指先を触れさせるのは、臼歯を咬みしめると筋肉が緊張した状態になることを確認するためです。
- 筋肉がどのように動くかがわかりにくい人には、指導者の筋肉に触れてもらうとよいでしょう。

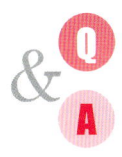

Q 咀嚼筋を強化するためのよい方法はありますか？

A 軟性樹脂製のテラバイトやチューイングブラシを使い、レッスン1−3「バイト」を行うと効果的です。
また、日常生活で噛み応えのある食品を摂るように心がけ、奥歯でしっかり噛む習慣をつけることも大切です。

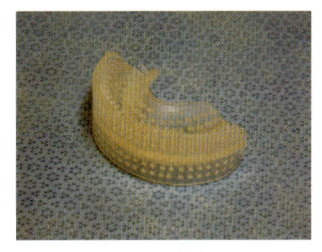

チューイングブラシ

❶④スラープスワロー

用意するもの
鏡
スプレーボトル
ストロー

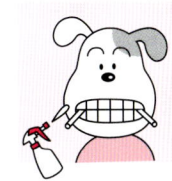

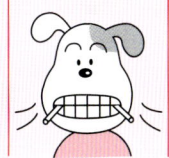

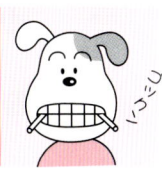

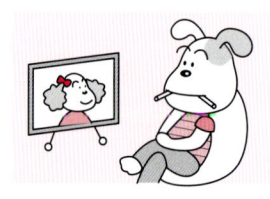

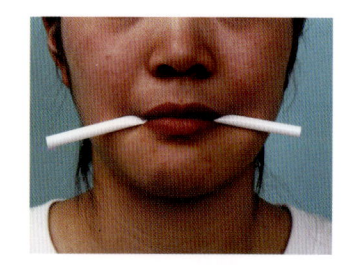

手順
*.舌尖をスポットにつけ、舌全体を口蓋に吸い上げ、上顎犬歯後方にストローをおいて、軽く咬み合わせる
1. スプレーの水を、口角から臼歯方向にシュッとひと吹きする
2. 舌側方から水を一気に吸い込む
3. 臼歯をしっかり咬みしめ、口唇を開けたまま飲み込む　左右交互に5～8回

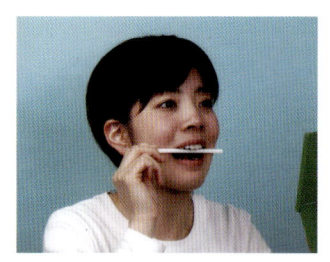

ストローを上顎左右犬歯の遠心部におく　　　　口角付近から水を注入する

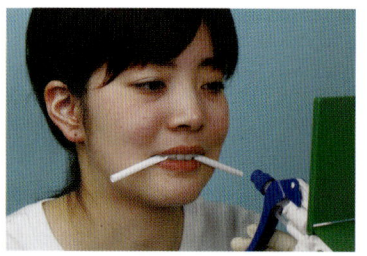

指導のポイント
・指導に入る前に、スプレーを使わないで練習と同じ状態で、まず唾液を吸い込む練習をしてもらいます。唾液を強く吸い込み、舌後方部に集めてから嚥下する、という連続の動作ができるようになってから、この練習を開始します。
・水は一気に吸い込みます。注入する水が多すぎると一度に吸い込めないので水の量に注意します。吸い込む力が弱くて一度に吸い込めない人は、何度かに分けて吸い込みます。家庭での練習で徐々に力がついてきたら一度に吸い込めるようにしてもらいます。
・嚥下時に舌が前方に動くと上下の歯の間から水が流れ出るので、よく観察してください。

＜練習をする時に口唇を開けたまま嚥下するのはなぜか？＞
○舌癖のある人は、嚥下時に口輪筋を強く緊張させることが多いので、口輪筋を緊張させずに嚥下する状態をつくる。
○臼歯を咬合しているか、嚥下時に舌が突出していないかなどの状態が観察できる。

正しい嚥下のイメージ
（最終目標）
● 舌尖はスポットについている
● 口唇は閉じリラックスしている
● 舌尖から舌中央部、舌後方部を徐々に口蓋に吸い上げる
● 嚥下時に臼歯を咬みしめる
● 舌後方部が挙上し軟口蓋と接触する
● 口唇、顔、全身をリラックスして飲み込む

❶⑤ ポスチャー

用意するもの
鏡
ストロー

第7章──舌突出癖の指導

手順
1. 舌尖をスポットにつけ、舌全体を口蓋に吸い上げてストローを上顎犬歯後方におく
2. 臼歯を咬み合わせ、口唇を軽く閉じる　5分間

指導のポイント
・ストローを長時間咬んでいると、口角付近を押して痛みが出ることがあります。ストローを口角付近で前方に折り曲げるとよいでしょう。
・側方歯群の交換期や開咬症例などで、ストローが安定しない患者さんには、太めのストローを用意するとよいでしょう。

注意
舌尖をまるめないように。
ストローに頼らないで、できるだけ舌の力で口蓋につけておく。
舌がストローの下にならないように。

正しい舌と口唇の安静位のイメージ
（最終目標）

- 舌尖はスポットにつけている
- 舌全体はリラックスして口蓋についている
- 口唇はリラックスし軽く閉じ、鼻呼吸をしている

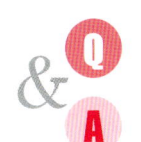

Q&A

Q スポットポジションが上手に出来ません。

A 舌尖をスポットにつけた時の舌の状態によって補強レッスンは変わります。例えば、舌小帯が伸びないために舌尖がスポットにつかない場合は、舌小帯を伸ばす練習が必要です。（レッスンだけでなく、舌小帯切除が必要な場合もあります。）
図を参考に補強レッスンを選択してください。

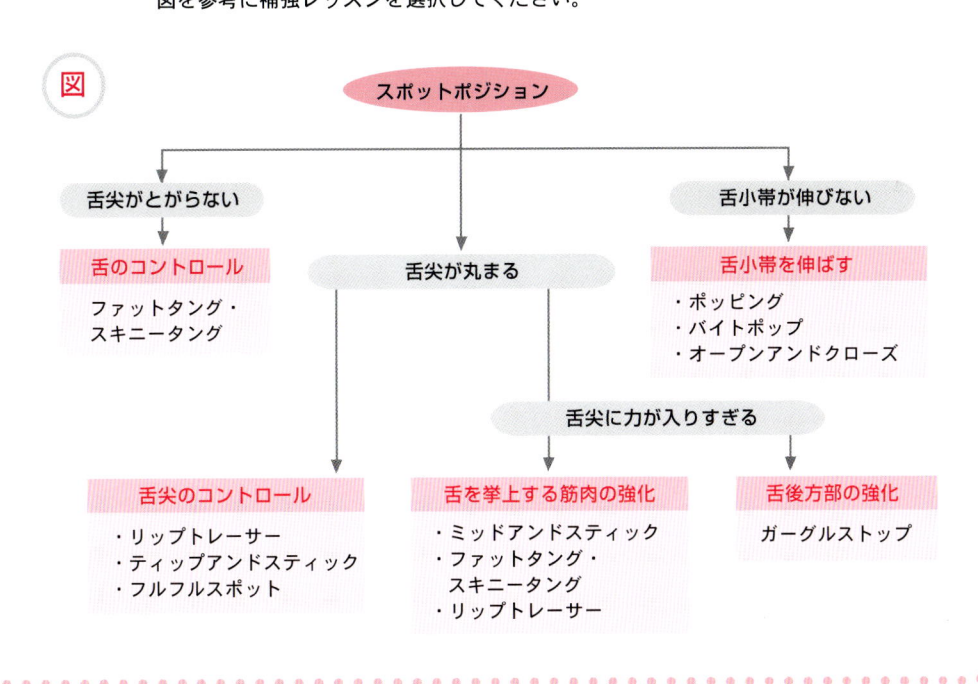

図

スポットポジション
├─ 舌尖がとがらない → **舌のコントロール**
│ 　ファットタング・スキニータング
├─ 舌尖が丸まる
│ 　└─ 舌尖に力が入りすぎる
└─ 舌小帯が伸びない → **舌小帯を伸ばす**
　　・ポッピング
　　・バイトポップ
　　・オープンアンドクローズ

舌尖のコントロール
・リップトレーサー
・ティップアンドスティック
・フルフルスポット

舌を挙上する筋肉の強化
・ミッドアンドスティック
・ファットタング・スキニータング
・リップトレーサー

舌後方部の強化
ガーグルストップ

85

レッスン ❷

❷-① フルフルスポット

用意するもの
鏡

手順
1. 舌を尖らせて前方に出し、口角に触れるようにできるだけ速く左右に動かす
2. 「スポット」の指示で、素早く舌尖をスポットにつける　7〜10回

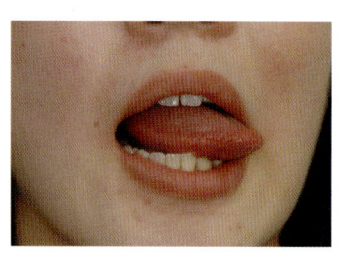

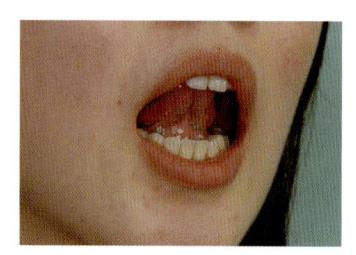

舌を左右に振る　　　スポットに舌尖を素早くつける

指導のポイント
・患者さんが舌を左右に動かしている間、いつ「スポット」といわれるか予測できないように、指導者は声をかける間隔を変えながら「スポット」と指示します。そのつど、正確に舌尖をスポットにつけているか、確認して下さい。

❷-② バイトポップ

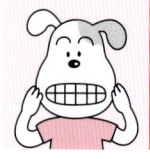

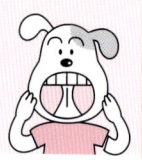

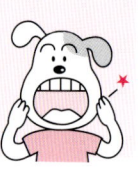

用意するもの
鏡

手順
＊頬（咬筋）に指先を置いて行います。
1. 舌尖をスポットにつけ、舌全体を口蓋に吸い上げ、臼歯をぎゅっと咬みしめる
2. 舌を吸いつけたまま口を大きく開け、舌小帯を伸ばした後"ポン"と音をたてる　10〜15回

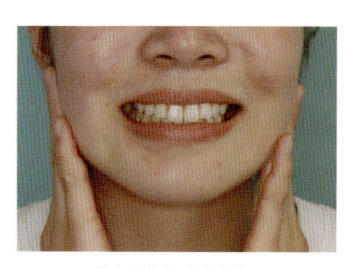

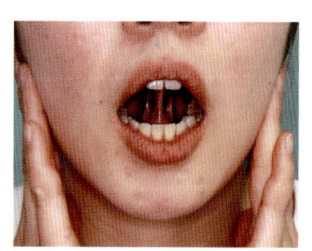

臼歯を強く咬みしめる　　　舌を吸いつけて舌小帯を伸ばし"ポン"と音を立てる

指導のポイント
・できるだけ口を大きく開け、舌小帯を伸ばし、吸い上げている時間が少しでも長くなるように指導してください。
・咬みしめているときも舌が口蓋についているように指導しましょう。

注意　開口時に下顎を前方に突き出さないように。

第7章――舌突出癖の指導

❷-③ "カッ"スワロー

用意するもの
鏡
スプレーボトル

手順
＊仰向けに寝た状態で行います。
1. 口を大きく開け、人さし指を舌前方部にあて、下顎前歯と共に押さえる
2. "カッ"といって、舌後方部が持ち上がる状態を鏡で見る
3. スプレーの水を口蓋にあてるように注入し、2と同じような動きで指は押さえたまま、口を大きく開けて飲み込む　7～10回

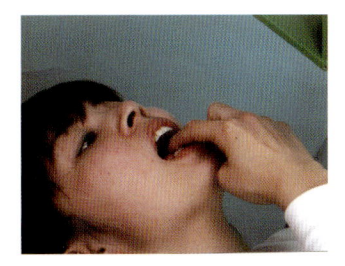

"カッ"といい、舌後方部が持ち上がるのを鏡で確かめる

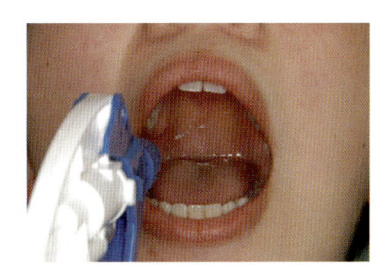

軟口蓋の方へ水を注入する

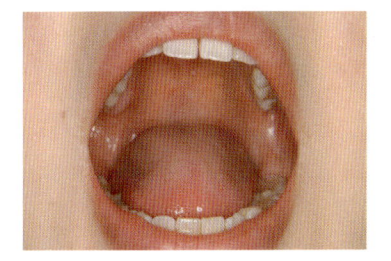

舌後方部が持ち上がっている状態

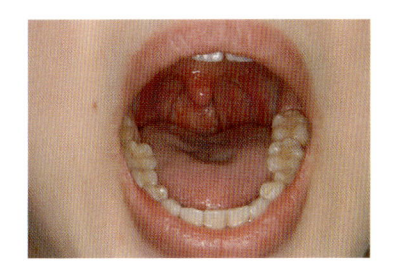

舌後方部が持ち上がっていない状態

指導のポイント
・"カッ"といった時の状態と嚥下時の舌後方部と軟口蓋の動きを鏡で観察し、その動く感じをつかんでもらいます。"カッ"というときは舌後方部と軟口蓋を意識して、歯切れよく強く発音させましょう。
・この練習は、舌後方部を持ち上げて嚥下することを目的としているため、舌尖が下顎前歯より前方に出ないように、舌前方部を指で押さえて練習します。

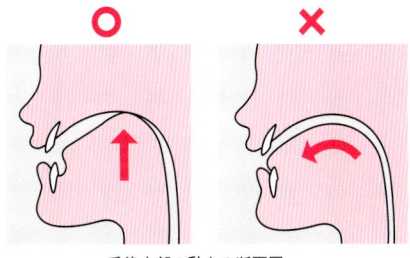

舌後方部の動きの断面図

"カッ"と発音する時と嚥下する時の舌後方部の動きは、口蓋にまっすぐ持ち上がるようにする

（左）舌後方部が持ち上がっている状態
（右）舌全体が前方に動き舌尖が下顎前歯より前方に出ている状態

注意
人さし指で舌と共に下顎を軽く押さえて固定し、口は3横指位大きく開けたまま練習するように。

❷-④ スラープスワロー

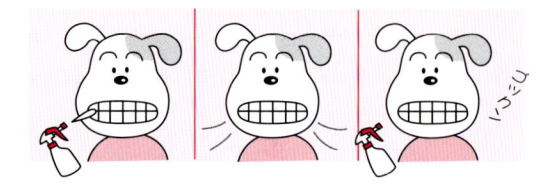

用意するもの
鏡
スプレーボトル

手順
＊ストローを使わずにレッスン1-4と同様に行います。

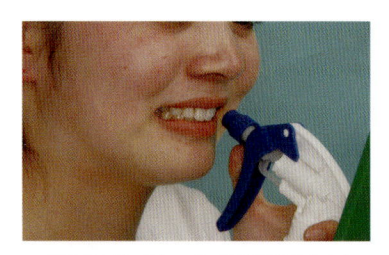

舌尖をスポットにつけて口角付近から水を注入する

指導のポイント
・レッスン1-4と同様に行いますが、ストローを使わないため嚥下時に舌が前方に出やすいので、意識して練習してもらいます。
・"カッ"スワローで練習した舌後方部、軟口蓋、咽頭部の動きを意識して練習してもらいます。

注意
舌尖がスポットからずれないように。

❷-⑤ リップエクササイズ

リップエクササイズ (p.105~108) の中から患者さんの必要に応じた練習を選んで行います。

❷-⑥ ポスチャー

レッスン1-5 (p.84参照) と同じ練習を10分間以上行います。

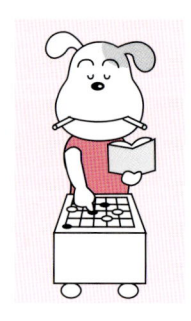

第7章──舌突出癖の指導

レッスン ❸

❸①オープンアンドクローズ

用意するもの
鏡

手順
1. 舌を口蓋に吸い上げ口を大きく開け、できるだけ舌小帯を伸ばす
2. 舌全体を口蓋に吸いつけたまま、臼歯を咬む 10~15回

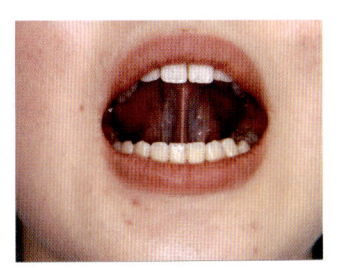

舌小帯を伸ばし舌後方部まで吸いつける

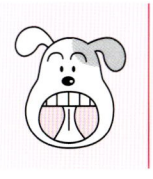

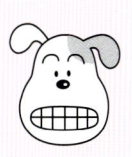

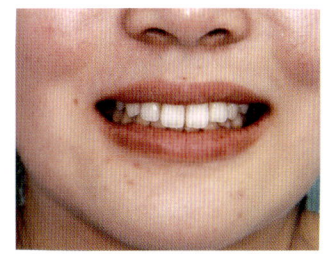

口唇を開けたまま咬む

指導のポイント
・舌を挙上する筋力をつけることが目的です。口の開閉はすばやく行うのではなくゆっくりと行い、舌を吸い上げることを意識しながら練習するように指導します。

注意
開口時に下顎を前方に突き出さないように。
臼歯を咬んだ時も舌を口蓋に吸いつけたままで口唇は開けていること。

❸② "カッ" スワロー

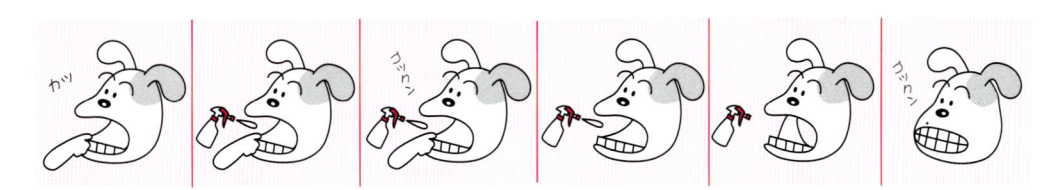

用意するもの
鏡
スプレーボトル

手順
＊座った状態で行います。
1. 口を大きく開け、人さし指を舌前方部にあて、下顎前歯と共に軽く押さえる
2. "カッ" といって、舌後方部が持ち上がる状態を鏡で見る
3. スプレーの水を口蓋にあてるように注入し、2と同じような動きで、口を大きく開けたまま飲み込む
4. 指をはずし、もう一度水を口蓋にあてるように注入する
5. 舌尖をスポットにつけ、臼歯を咬んで、口唇を開けたまま飲み込む 7~10回

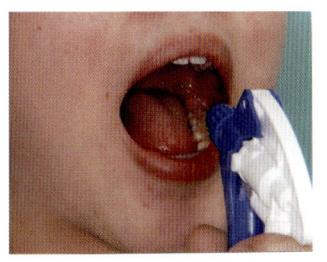

軟口蓋の方へ水を注入する、舌尖をスポットにつけている状態

指導のポイント
・舌後方部、軟口蓋、咽頭部の動きを意識して、正しく嚥下するように指導して下さい。

注意
嚥下時に、口唇を閉じないように。
嚥下時に、上体が動かないように。

❸-③ サッキング

用意するもの
鏡

手順
1. 舌を口蓋につけ、臼歯を咬み合わせる
2. 口唇を横に広げ、舌前方部は動かさず、側方部で口蓋をはじくようにし3回音をたてる
3. 舌尖はスポットにつけたまま休む　7~10回
　サッキングは唾液を吸い集めるために必要な、舌側方部の筋肉の基礎的な動きを覚える練習です。

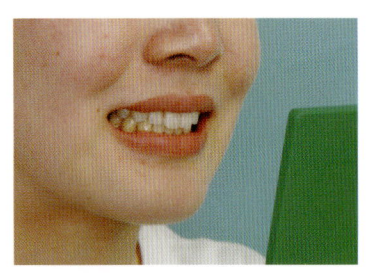

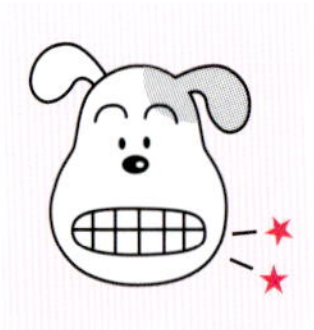

口唇を開けたままサッキングをする 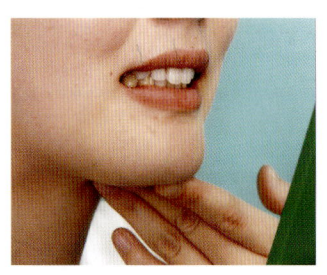　　のどに指を当て動きを確かめる方法

指導のポイント
・指導する前に、スラープスワローと同様に唾液を一気に吸い込ませ、唾液が舌側方部から入る感じをつかんでから、この練習を始めます。

注意
両側から均等に音が出るように。
上下の歯の間から舌が突出したり、歯を押さないように。

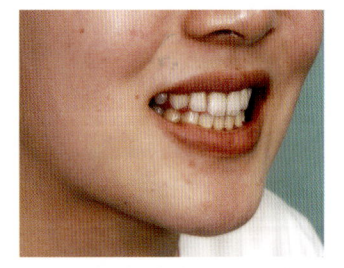

上下の歯の間から舌が突出した状態

❸-④ リップエクササイズ

リップエクササイズ（p.105~108）の中から患者さんの必要に応じた練習を選んで行います。

❸-⑤ ポスチャー

レッスン1-5（p.84参照）と同じ練習を15分間以上行います。

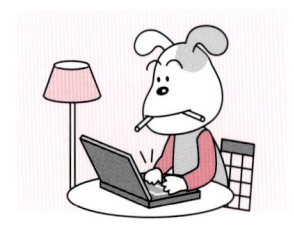

第7章——舌突出癖の指導

レッスン ❹

❹-① オープンアンドクローズ

レッスン3-1よりも舌をさらに強く吸い上げます。　10〜15回

❹-② タングドラッグ

用意するもの
　鏡

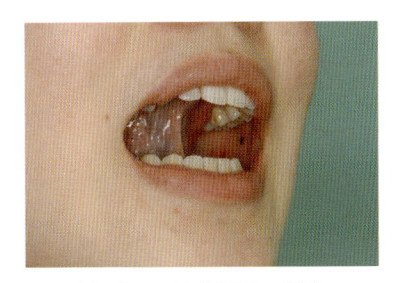

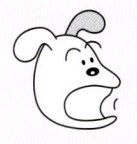

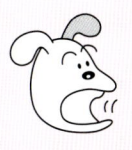

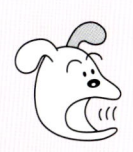

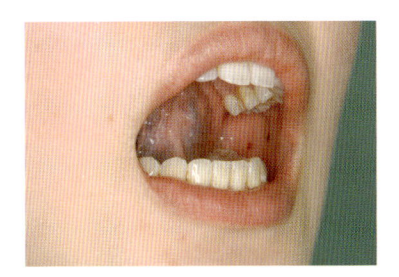

舌を口蓋につけたまま後方へずらす　　　　　舌前方が軟口蓋についた状態

手順
1. 舌尖をスポットにつけ、舌全体を口蓋に吸い上げる
2. 口を大きく開け、舌全体で口蓋をなぞるようにゆっくりと後方へずらしていく。舌前方が軟口蓋につく位まで続ける
3. 舌が口蓋から離れたり、舌尖が内側にまるまってしまったらスポットに戻す　10〜15回

指導のポイント
・舌を吸い上げることを意識しながら、舌全体を使いできるだけ後方へずらすように指導してください。

注意
舌をずらしていくときに、舌尖をまるめないように。
舌を口蓋につけたまま、まっすぐ後方にずらすこと。

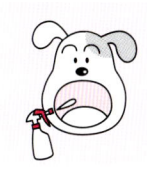

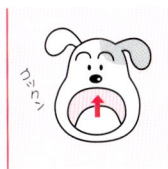

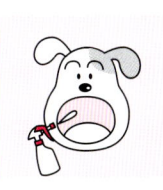

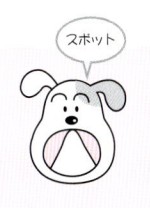

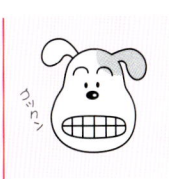

❹-③ スワロー

用意するもの
　鏡
　スプレーボトル

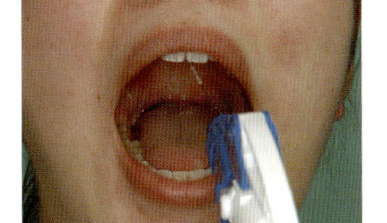

口蓋に当てるように水を注入する

91

手順
1. 口を大きく開け、スプレーの水を口蓋にあてるように注入し、口を大きく開けたまま舌後方部を持ち上げて飲み込む
2. もう一度水を注入し、舌尖をスポットにつけ、臼歯を咬んで口唇をあけたまま飲み込む　7~10回

指導のポイント
・嚥下時に上下の歯の間から舌が突出したり、歯を押してしまう患者さんは、正しい嚥下パターンを習得しているとは言えません。舌後方部の使い方や軟口蓋、咽頭部の動く感じを覚えていない患者さんには、"カッ"スワローを再度練習してもらいましょう。

④-④ サッキングスワロー

用意するもの
鏡
ストロー
スプレーボトル

手順
*舌を口蓋につけ、上顎犬歯後方でストローを咬んで行います。
1. スプレーで口角から臼歯の方向に水を入れる
2. サッキングをして舌側方部から舌後方部へ水を吸い集め、口唇をあけたまま飲み込む　左右交互に5~8回

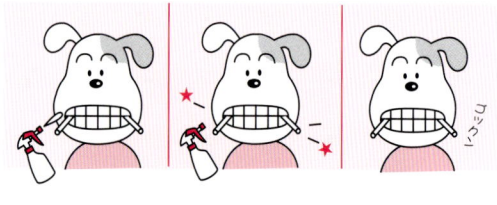

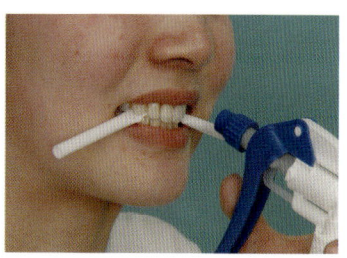

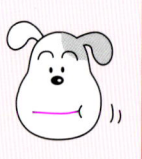

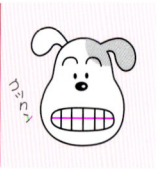

注入した水をサッキングしながら、舌後方部へ吸い集める

指導のポイント
・ここでいうサッキングとは音を出すことではなく、レッスン3のサッキングと同じ筋肉の動きで水を吸い集めるという意味です。サッキングと同じ動きはしますが、音を出すだけではなく、水を吸い集めることを目的としていることを指導しましょう。

④-⑤ リップエクササイズ

リップエクササイズ（p.105~108）の中から患者さんの必要に応じた練習を選んで行います。

④-⑥ スナックプラクティス

用意するもの
鏡
干しぶどう

手順
1. 大臼歯に干しぶどうを1粒置く。
2. 口唇を閉じて、干しぶどうが前方に移動しないように、コントロールしながら咀嚼する
3. 咀嚼した干しぶどうを舌中央部に集め、鏡で確認する
4. 舌尖をスポットにつけ、口唇は開けたまま、臼歯を咬んで飲み込む　左右交互に10~20粒

第7章──舌突出癖の指導

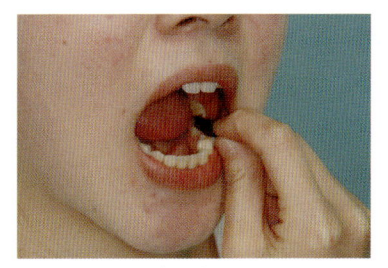

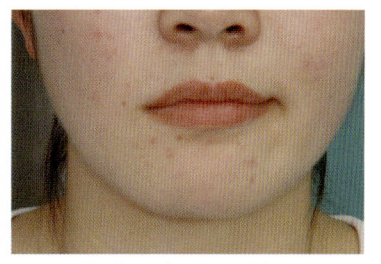

干しぶどうを大臼歯に置く　　　　　　口唇を閉じて大臼歯で咀嚼する

指導のポイント
・干しぶどうを噛む側の舌や頬で干しぶどうを意識的にコントロールしながら臼歯で咀嚼するように指導してください。

❹-⑦ ポスチャー

レッスン1-5（p.84参照）と同じ練習を20分間以上行います。

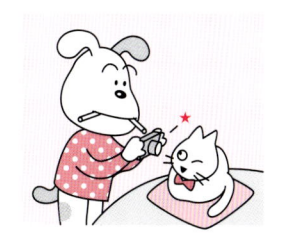

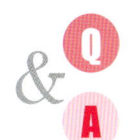

Q&A

次のレッスンに進むタイミングがわかりません。

個々のレッスンの目的を考えてみましょう。目的を達成できた時が、次のレッスンへ進むタイミングです。図は咀嚼と嚥下を最終目標にした場合です。
図の①〜⑤の達成の目安を参考に次のレッスンに進みます。
トレーニングを組み立てる時のレッスンの選択は、『目的別分類によるトレーニングの一覧表』を参考にしてみてください。

図

スポットポジション → ①

舌を挙上する筋肉の強化
・ポッピング
・バイトポップ
・オープンアンドクローズ
・タングドラッグ

→ ②

正しい嚥下パターン1
・"カッ"スワロー
・スラープスワロー

→ ③

舌後方部のコントロール
・スラープスワロー
・サッキング
・サッキングスワロー
・トラップウォーター

→ ④

正しい嚥下パターン2
・サッキングスワロー
・トラップウォーター
・スワロー

→ ⑤

咀嚼と嚥下
・ドリンキング
・ソフトフード
・スナックプラクティス

① 舌尖をまるめずにスポットに触れ静止することが出来る
② 舌後方部まで口蓋に吸い付けられる
③ 嚥下時に舌後方部、軟口蓋、咽頭部が動く
④ 舌尖をスポットに付け、臼歯部を咬合し、舌後方部、軟口蓋、咽頭部が動いて嚥下出来る
⑤ 口唇に力を入れず、舌全体が口蓋に吸い上がり、臼歯部を咬合し、舌後方部、軟口蓋、咽頭部が動いて嚥下出来る

レッスン ❺

❺-① オープンアンドクローズ　　レッスン3-1と同じ練習

前のレッスンよりも舌をさらに強く吸い上げます。10～15回

❺-② タングドラッグ　　レッスン4-2と同じ練習

レッスン4-2（p.91参照）よりも舌をさらに後方にずらします。7～10回

❺-③ サッキングスワロー

用意するもの
　鏡
　スプレーボトル

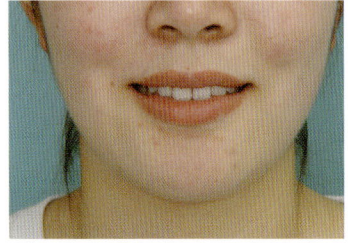

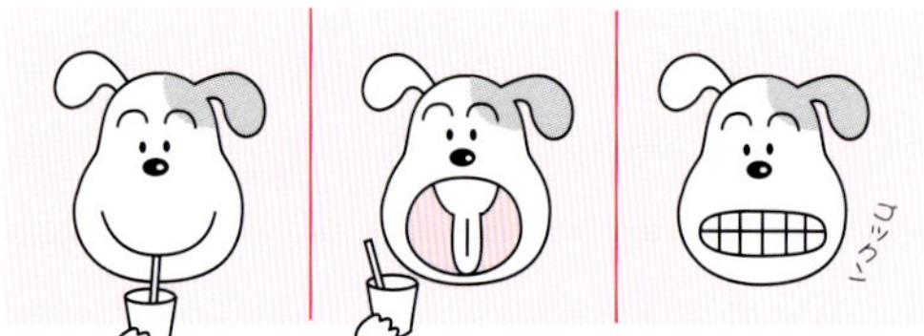

手順
1. 舌を口蓋に吸いつけ、臼歯を咬み合わせる
2. スプレーの水を、口角から臼歯の方向にシュッとひと吹きする
3. サッキングをして舌側方から舌後方部へ水を吸い集め、口唇を開けたまま飲み込む　左右交互に5～8回

サッキングをして舌後方部に水を集める

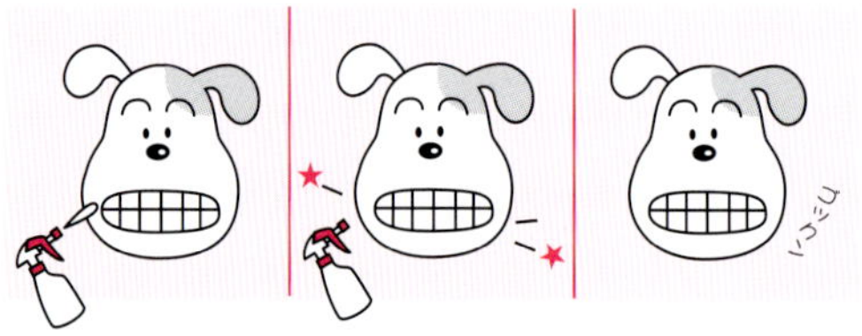

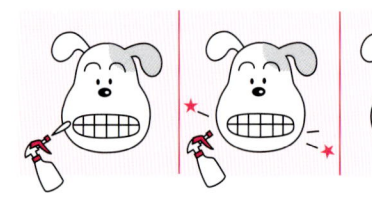

指導のポイント
・嚥下時に舌で歯を押したり、上下の前歯間から舌が突出する場合は、舌をより強く口蓋に吸い上げ、舌後方部と咽頭部を使って嚥下するように指導します。

❺-④ トラップウォーター

用意するもの
　鏡、水を入れたコップ、ストロー

手順
1. ストローで、コップの水を少量吸い込み、舌と口蓋の間に水をためる
2. ストローを口から離し、ためた水がこぼれないように舌を強く口蓋に吸いつける
3. 臼歯を咬んで水を咽頭部に送り込み、口唇を開けたまま飲み込む。7～10回

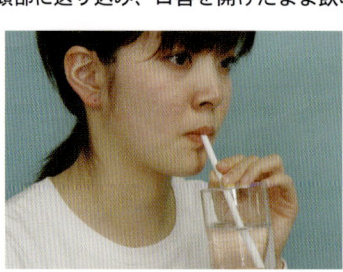

ストローでコップの水を吸い込む 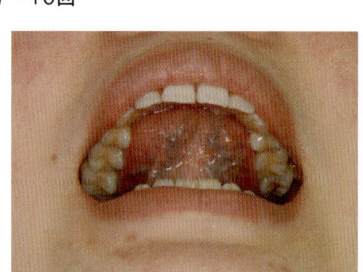　　　舌と口蓋の間に水をためる

指導のポイント
・水がこぼれないように、舌の周り（舌尖及び舌側方部）を強く口蓋に吸いつけるように指導します。

第7章　舌突出癖の指導

⑤-⑤ リップエクササイズ

リップエクササイズ（p.105~108）の中から患者さんの必要に応じた練習を選んで行います。

⑤-⑥ スナックプラクティス

用意するもの
鏡、りんご、きゅうり等の水分の多い食べ物

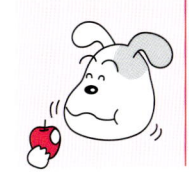

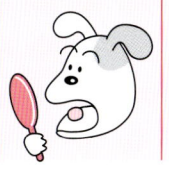

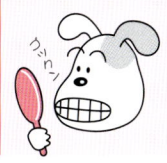

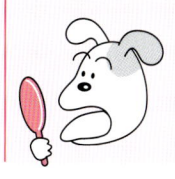

手順
1. 前歯部で、食べ物をひと口大に噛み切る
2. 舌で食べ物を臼歯部へ送り、口唇を閉じてよく咀嚼する
3. 食塊を舌中央部に集め、鏡で確認する
4. 舌尖から舌中央部、後方部に向かって舌を徐々に吸い上げ、食塊を咽頭部に送り込む
5. 臼歯を咬んで、口唇を開けたまま飲み込む
6. 食塊が全て嚥下できているかどうかを鏡で確認する　7～10回

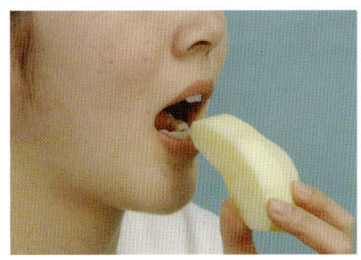

前歯部で食べ物をひと口大に噛み切る　　食塊を舌背中央部に集める

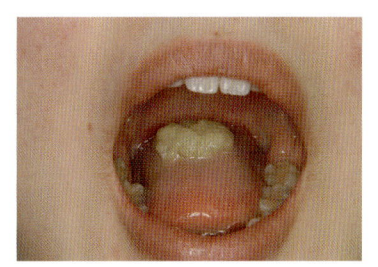

指導のポイント
・食べ物はできるだけ丸かじりしてもらい、ひと口の量は多すぎないように気をつけます。
・よく咀嚼した後、食塊を舌背の中央部に集めることができているかどうかを鏡で見てもらいます。
・舌が舌尖から舌中央部、後方部に向かって徐々に口蓋に吸い上がっていない場合、食塊が残ります。嚥下後に食塊がすべてなくなっているかどうかを、鏡で確認してもらいましょう。

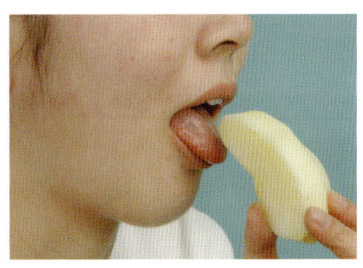

注意
口唇を閉じて咀嚼すること。
片側だけで咀嚼しないで、両側で咀嚼すること。
食べ物を口に入れるときに、舌が食べ物を迎えに出ないように。

舌が食べ物を迎えに出ている状態

⑤-⑦ ポスチャー

レッスン1-5（p.84参照）と同じ練習を20分間以上行います。

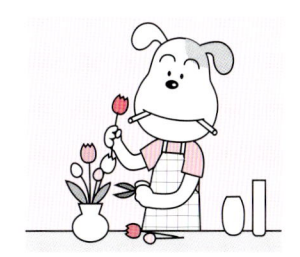

レッスン ❻

❻-① オープンアンドクローズ　レッスン3-1と同じ練習

前のレッスンよりも舌をさらに強く吸い上げます。10~15回

❻-② タングドラッグ　レッスン4-2参照

臼歯を咬み合わせて行います。　10~15回

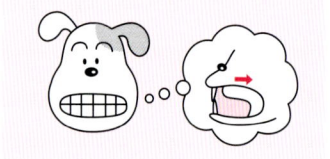

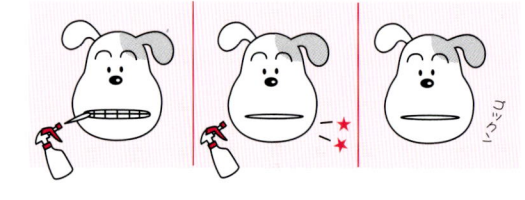

❻-③ サッキングスワロー

用意するもの
　鏡
　スプレーボトル

手順
1. 舌尖をスポットにつけ臼歯を咬み合わせる
2. スプレーの水を、口角から臼歯方向にシュッとひと吹きする
3. 口唇の力を抜いて、サッキングをしながら舌後方部へ水を吸い集めて飲み込む　左右交互に7~10回

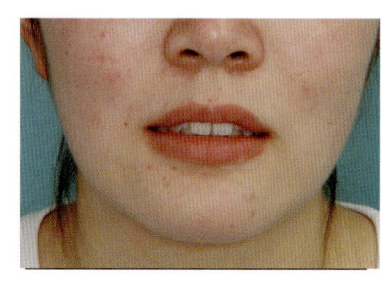

口唇の力を抜いてサッキングをする

指導のポイント
・歯間から水が流れ出る場合は、舌尖をスポットにつけ舌を挙上し、臼歯を咬んで嚥下してもらいます。

❻-④ トラップウォーター

用意するもの
　鏡
　水を入れたコップ
　2枚重ねのスティック

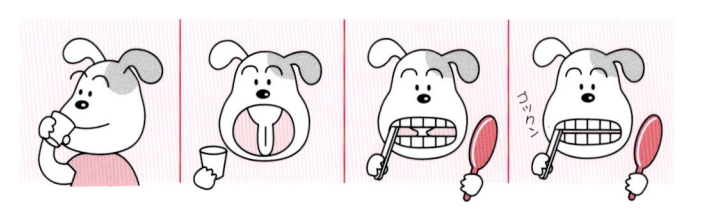

第7章——舌突出癖の指導

手順
1. コップの水を少し口に含み、舌と口蓋の間にためる
2. ためた水がこぼれないようにしながら口を開ける
3. 2枚重ねのスティックを臼歯咬合面におき、咬みながら飲み込む　7~10回

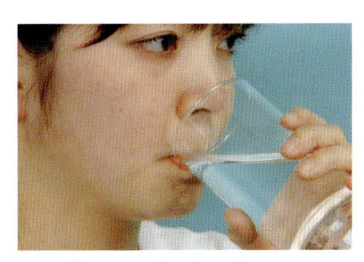

コップの水を口に含み舌と口蓋の間にためる 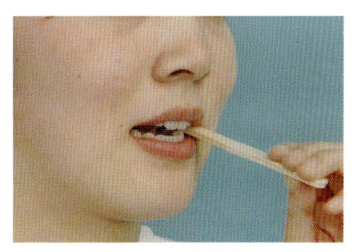　　水をためたままスティックを咬んで飲み込む

指導のポイント
- スティックを臼歯で咬んで嚥下すると、上下の歯の間から舌の動きがよく見えます。嚥下時に舌が正しく挙上されていれば、嚥下後に舌小帯が伸び、舌が口蓋に吸い上がっているはずです。舌の動きに注意して観察してください。
- 舌尖がスポットについていたとしても、嚥下時に舌の裏側が前下方に出て水がこぼれ出ることがあります。この状態をアンダースラストといいます（下図参照）。このような場合には、臼歯を咬んで、舌尖から舌中央部、舌後方部に向かって舌を徐々に吸い上げるように意識しながら練習してもらいます。

注意
嚥下後に舌小帯が伸び、舌が口蓋に吸い上がっているように。

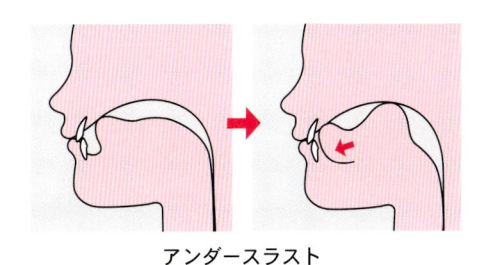

舌尖はスポットについているが嚥下時に舌全体が挙上していないため、舌の裏側が前下方に突出している。これは正しい嚥下とは言えない。

アンダースラスト

❻❺ ドリンキング

用意するもの
鏡
水を入れたコップ

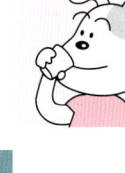

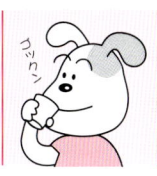

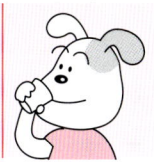

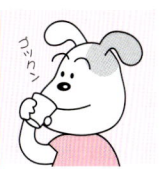

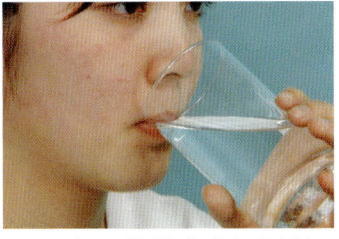

口唇からコップを離さずに続けて水を飲む

手順
1. コップの水を口に含む
2. 舌尖をスポットにつけたまま正しく飲み込む
3. コップから口唇を離さずに、続けて水を飲む　コップ半分ぐらい

指導のポイント
- 舌が上下の歯の間から突出していたり、歯を押しているかどうか確認できないので、筋肉の動きやのどの動きなどを観察して、正しく嚥下しているかどうかを判断してください。
- 飲み物を続けて飲むという動作は日常よく行われています。練習以外でも、飲み物を飲むときは意識して嚥下するように指導し、練習では好きな飲み物を使うとよいでしょう。

注意
口輪筋、頬筋に力が入らないように。
嚥下時に、顔や上体が動かないように。

❻-❻ リップエクササイズ

リップエクササイズ（p.105~108）の中から患者さんに必要な練習を選んで行います。

❻-❼ スナックプラクティス

患者さんが日常よく食べている物で練習します。パンやごはん、又は水分が少なく嚥下しにくい食べ物（せんべい、クッキー等）も徐々に練習します。

注意
口唇を閉じて十分に咀嚼し、
口唇を開けて正しく嚥下すること。

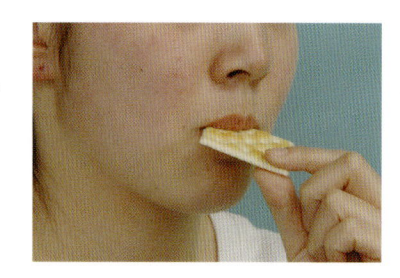

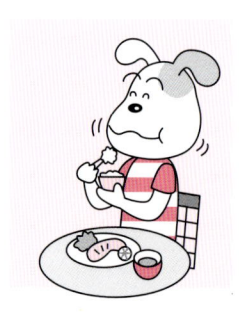

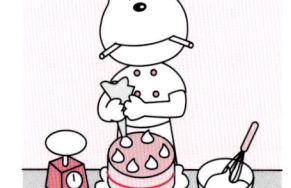

❻-❽ ポスチャー

レッスン1-5（p.84参照）と同じ練習を20分間以上行います。

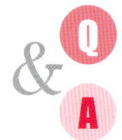

Q 日常生活の中で、口腔機能を高める方法はありますか？

A ガムを噛み、唾液を嚥下することで、咀嚼嚥下パターンや舌のコントロールを習得することができます。また咀嚼筋や口輪筋、舌の筋力の強化にもなります。

方法：ガムを口に入れ舌で大臼歯に送ります。ガムが前方に移動しないように舌でコントロールしながら口唇を閉じたまま10回噛みます。唾液が出てきたら、ガムをしっかり噛みしめ、唾液を舌の上にジュッと集めてから嚥下します。キシリトールガムを使用し、5分程度行うとよいでしょう。

第7章──舌突出癖の指導

レッスン 7

7-① オープンアンドクローズ　　レッスン3-1参照

目を閉じて舌に意識を集中させて行います。　10〜15回

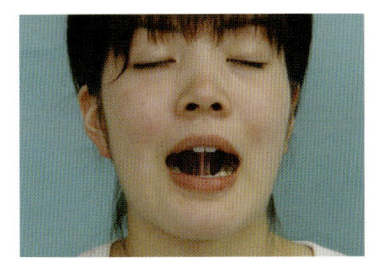

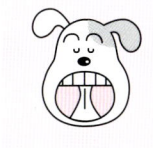

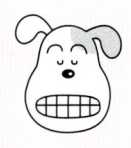

目を閉じてオープンアンドクローズを行う

7-② タングドラッグ　　レッスン6-2と同じ練習

前のレッスンより舌をさらに後方へずらします。10〜15回

7-③ サッキングスワロー

用意するもの
　鏡
　スプレーボトル

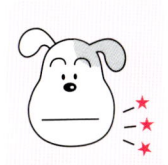

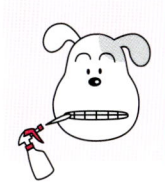

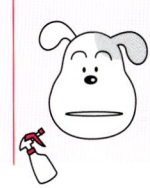

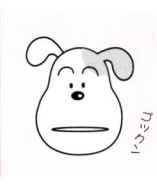

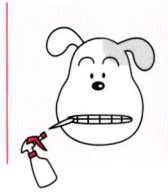

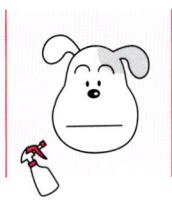

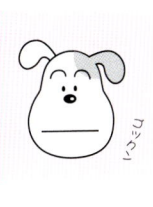

手順

＊練習に入る前に、舌尖をスポットにつけて口唇を開けたまま数回サッキングし、次に口唇を閉じて数回サッキングします。（唾液の集め方を確認するために行います。）
1. 臼歯を咬み合わせ、口唇を横に広げ、スプレーの水を口角から臼歯方向にシュッとひと吹きする
2. 口唇の力を抜いて、サッキングをして舌後方部へ水を吸い集め、飲み込む
3. 水を再度注入し、口唇を閉じて音をたてずにサッキングをして水を吸い集め、飲み込む
　左右交互に7〜10回

99

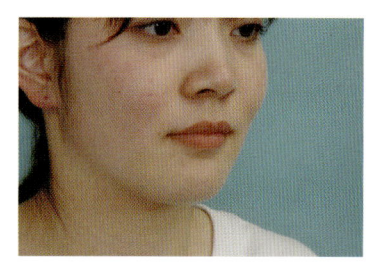

サッキングをして水を集める　　　　　　　口唇を閉じて嚥下する

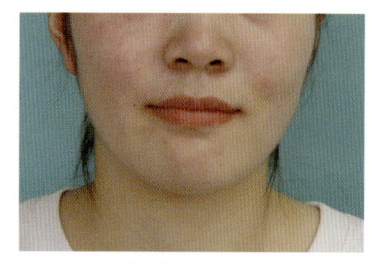

> **指導のポイント**
・舌側方部を使って水を吸い集め、嚥下するように指導します。
・嚥下後、口腔内に水が残っていないか、確認してもらいます。

> **注意**
嚥下する時に、口輪筋や頬筋に力を入れないように。

❼-④ トラップウォーター　　レッスン6-4と同じ練習

前の練習よりさらにスムーズに嚥下できるようにします。　コップ半分ぐらい

❼-⑤ スワロー

> **用意するもの**
鏡
スプレーボトル
2枚重ねのスティック

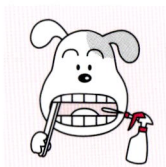

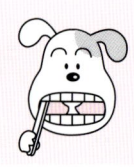

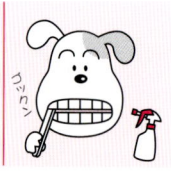

> **手順**
1. スティックを、臼歯咬合面に置く
2. 舌の中央部に向かって、スプレーで水を注入する
3. 舌尖をスポットにつけ、スティックを臼歯で咬みながら
　飲み込む　左右交互に7〜10回

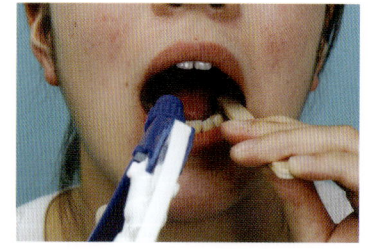

スティックを臼歯におきスプレーで水を注入する

> **指導のポイント**
・嚥下時に舌の裏側が前下方に突出したり、舌が側方に突出していないかを上下の歯の間からよく観察してください。
・正しく嚥下ができない人は嚥下時に舌後方部は持ち上がっているか、嚥下と同じタイミングで咬んでいるかを確認してください。
・嚥下後舌小帯が伸び、舌全体が挙上されているかどうかを空隙から観察してください。
　（アンダースラストに注意する）

❼-⑥ ドリンキング　　レッスン6-5と同じ練習

前の練習よりさらにスムーズに嚥下する。コップ半分ぐらい

第7章——舌突出癖の指導

❼-⑦ リップエクササイズ

リップエクササイズ（p.105~108）の中から患者さんの必要に応じた練習を選んで行います。

❼-⑧ スナックプラクティス

用意するもの
リマインダーカード

食事中、いつも正しい嚥下ができるように、リマインダーカード（思い出しのカード）を作ってテーブルの上に置くようにします。食事をしながらカードを見ることで、日頃から正しい嚥下をする習慣を身につけます。

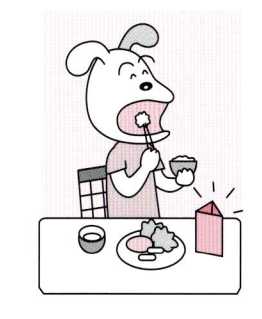

指導のポイント
リマインダーカードは、患者さんに作ってもらうとよいでしょう。また、ランチョンマットを工夫する方法もあります。

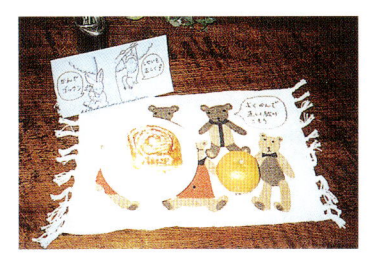

ランチョンマットに描いたリマインダーサイン 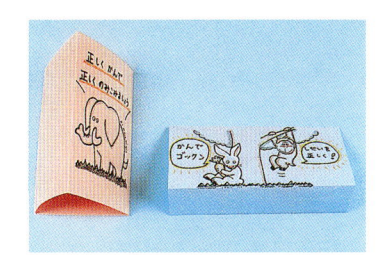　　リマインダーカード

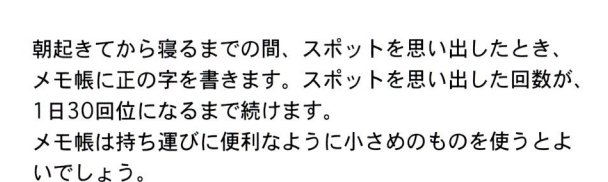

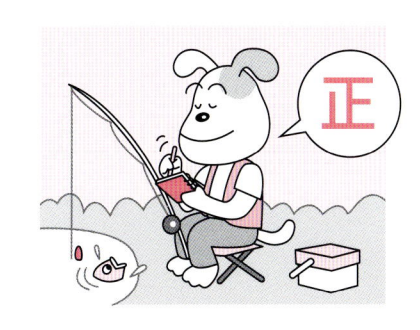

❼-⑨ ポスチャー

用意するもの
メモ帳
筆記用具

朝起きてから寝るまでの間、スポットを思い出したとき、メモ帳に正の字を書きます。スポットを思い出した回数が、1日30回位になるまで続けます。
メモ帳は持ち運びに便利なように小さめのものを使うとよいでしょう。

レッスン ❽

❽①オープンアンドクローズ

レッスン3-1参照

咬んだときに口唇を閉じて行います。　10〜15回

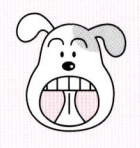

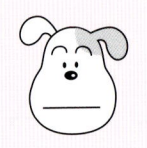

❽②タングドラッグ

レッスン4-2参照

臼歯を咬み合わせ口唇を閉じて行います。10〜15回

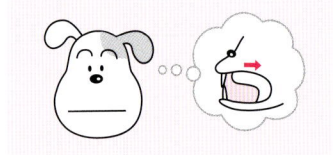

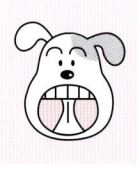

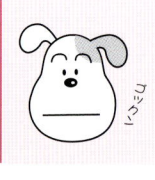

❽③サッキングスワロー

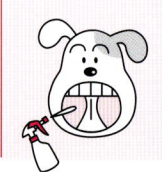

用意するもの
鏡
スプレーボトル

手順
1. 舌を口蓋に吸い上げ、口を大きく開ける
2. 舌の下にスプレーの水を注入し、臼歯を咬み合わせ口唇を閉じる
3. 舌の側方から静かに水を引き寄せ、舌後方部に水を集めて正しく飲み込む　7〜10回

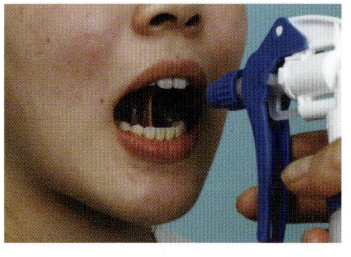

舌の下にスプレーの水を注入する

指導のポイント
・舌の下の水を前のレッスン7-3の要領で舌を口蓋につけたままサッキングをして水を集めて飲み込みます。

注意
口唇に力を入れないこと。

❽④トラップウォーター

用意するもの
鏡
スプレーボトル
水を入れたコップ

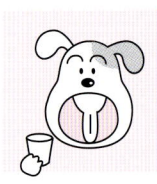

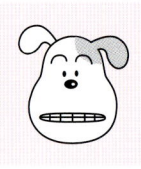

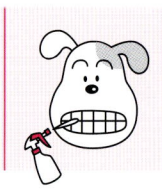

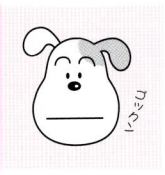

第7章──舌突出癖の指導

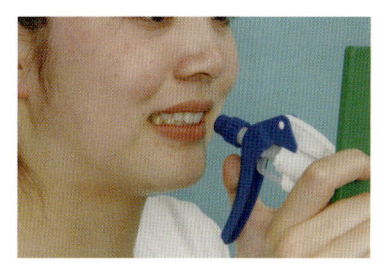

下唇の裏側に水を注入する

手順
1. コップの水を少量口に含み、舌の周り（舌尖及び舌側方部）を口蓋に吸いつけて、舌と口蓋の間に水をためる
2. 口唇を開けたまま臼歯を軽く咬み合わせる
3. 下顎前歯と下唇の間にスプレーの水を注入し口唇を閉じる
4. 下唇の裏側にたまった水を舌側方部から舌背中央部へ集め、舌と口蓋の間の水とを同時に飲み込む　7〜10回

指導のポイント
・舌と口蓋の間にためた水と、下顎前歯と下唇の間にたまった水を合わせて嚥下するトレーニングです。水の流れる方向をよく注意をして指導します。

❽-❺ ソフトフード

用意するもの
プリン・ヨーグルト等のソフトフード
スプーン

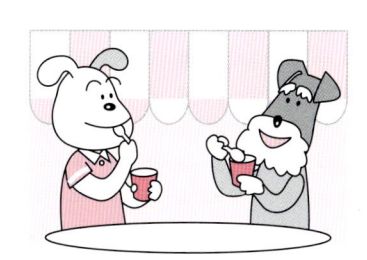

手順
1. スプーン1杯のソフトフードを口に入れ舌背の中央部に集める。
2. 臼歯を咬んで、舌尖から舌中央部、舌後方部に向かって舌を徐々に吸い上げ、ソフトフードを咽頭部に送り込み飲み込む
3. ソフトフードが舌背に残っていないか鏡で確認する。7〜10回

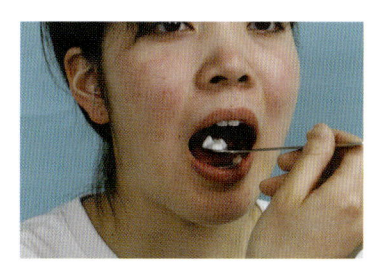

ソフトフードを口の中に入れる

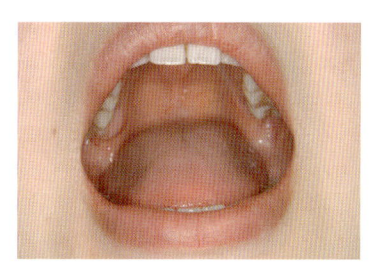

嚥下した後、舌背に残っていないかどうかを確認する

指導のポイント
・嚥下後、ソフトフードが舌背に残っている場合は、舌全体の口蓋に吸いつく力が弱いと考えられます。できるだけ一度の嚥下で、ソフトフードがすべてなくなるようにしましょう。

注意
舌背にソフトフードが残らないように。

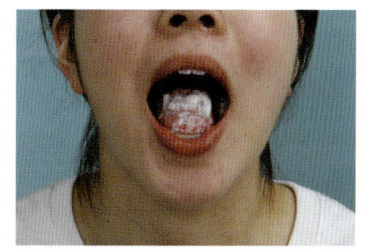

舌背にヨーグルトが残っている状態

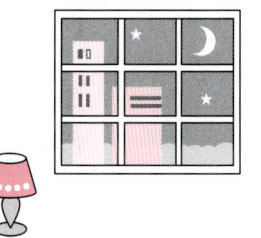

❽-⑥ リップエクササイズ

リップエクササイズ (p.105~108) の中から患者さんの必要に応じた練習を選んで行います。

❽-⑦ スナックプラクティス

テーブルに鏡を置き、鏡を見ながら食事をします。
正しく嚥下できているかどうかを、自分で判断しながら食事をします。
あらゆる食べ物と飲み物を正しく嚥下できるようにします。

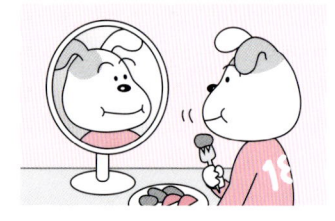

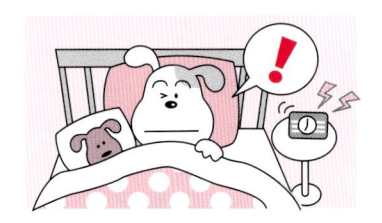

❽-⑧ ポスチャー

就寝時と起床時に、舌が口蓋についているかどうか、確認します。
起きているときも寝ている間も、舌、口唇が常に正しい位置にあるようにします。

ナイトポスチャーテープ

舌癖のトレーニングの目標は、意識をしないときにも、口唇が閉鎖され舌が安定した位置にあり、正しい嚥下ができるようになることです。
日常生活の中でよい習慣づけを行い、この目標に近づけるためナイトポスチャーテープは、毎晩眠りにつく前に、録音した内容を聞くことによって夜、寝ている間も口唇や舌の位置、正しい嚥下を思い浮かべてイメージするものです。
レッスン7またはレッスン8に組み込むとよいでしょう。

第7章──舌突出癖の指導

リップエクササイズ

舌癖のある人は、口を開けていたり習慣性の口呼吸をしていることが多く、口輪筋や頬筋の力が弱いため、患者さんに必要な練習を選んでレッスンに組み込んで下さい。

❶ ボタンプル

用意するもの
鏡
ひもつきボタン

手順
1. 臼歯を咬み合わせ、前歯と口唇の間にボタンをはさみ口唇を閉じる
2. 口唇に力を入れ、3つ数える間ひもを引っ張る
3. 力を抜いて休む　7〜10回

指導のポイント
・ひもは水平に引っ張ります。口唇に力がついてきたら、さらに強い力で引くように指導してください。

注意
口唇の力だけで引っ張るように。ボタンを吸い込まないように。

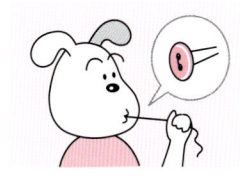

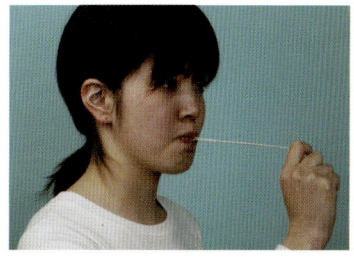

ボタンのひもを引き、口唇に力を入れる

❷ くちびるのストレッチ（a〜e）

a

用意するもの
鏡

手順
＊下唇にひとさし指をのせ、軽く押し下げて行います。
1. 上唇で上顎前歯を覆うように鼻の下をできるだけ強く下に伸ばし3つ数える
2. 上唇の力を抜く　7〜10回

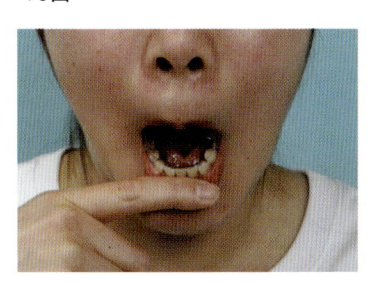

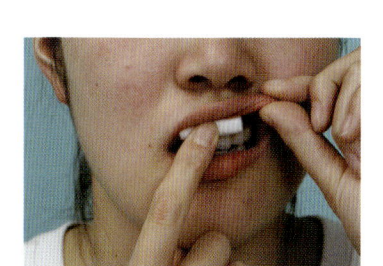

鼻の下を強く伸ばす　　　上唇の内側に湿らせたコットンロールを入れて行う方法

指導のポイント
・口呼吸や上顎前突などの上唇に力がなく、無力唇の患者さんに適した練習です。下顎前歯に力をかけないように、下唇にひとさし指をのせるように指導します。
・ぬるま湯で少し湿らせたコットンロールを上唇の内側に入れて練習すると、血行が促進され、またコットンロールの厚みの分だけ上唇が引っ張られるため、より効果的です。

b

用意するもの
鏡

手順
1. 口を少し開け、上下の口唇で歯を覆うように伸ばす
2. 力を抜き休む　5〜10回

指導のポイント
・上下の口唇に力がない無力唇の患者さんに適した練習です。上下の口唇の内側に、ぬるま湯で湿らせたコットンロールを入れて行う方法もあります。

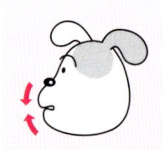

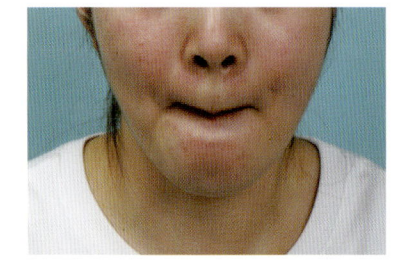

前歯を覆うように上下の口唇を伸ばす

c

用意するもの
鏡

手順
＊親指とひとさし指を広げて行います。
1. 広げた指の間を鼻の下におき、ゆっくりと下に引き伸ばす
2. 力を抜いて休む　5〜10回

指導のポイント
・上唇に力がない人に適した練習です。広げた手を下にずらしながら上唇を下に引き伸ばすように指導します。

注意
指先で頬を強く押さえないように。

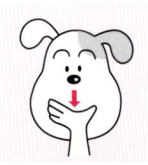

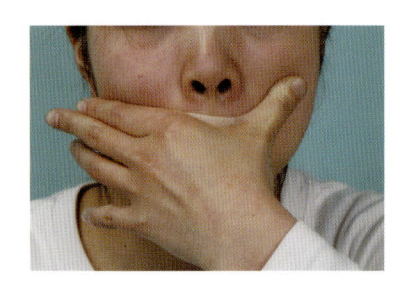

d

用意するもの
鏡

手順
1. 下唇で上唇を覆い、鼻の下を引き伸ばす
2. 力を抜いて休む　5回〜10回

指導のポイント
・上唇が翻転していたり、上唇の力がない無力唇の患者さんに適した練習です。
・下唇で上唇をできるだけ引き伸ばすように指導します。

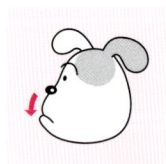

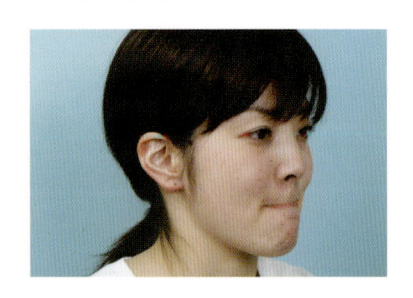

第7章──舌突出癖の指導

e

用意するもの
コットンロール

手順
1. 下唇の内側にコットンロールを入れて口唇を閉じる　15~30分

下唇閉鎖時にオトガイ筋が強く緊張する（うめぼし状のしわ）人に効果的な練習です。

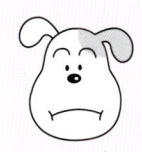

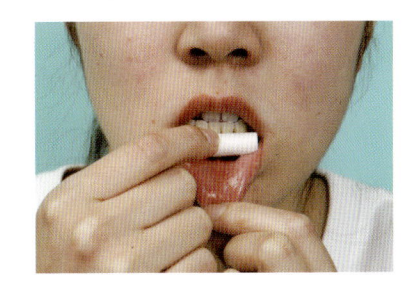

❸ おもり

用意するもの
スプレーボトル
ひもつきボタン

手順
＊水を入れたスプレーに、ひもつきボタンを結びます。
1. 臼歯を咬み合わせ、ボタンを前歯と口唇の間にはさみ、スプレーをぶらさげて真下を向く　30秒〜1分

指導のポイント
・スプレーに最初に入れる水の量は、はじめは100cc位です。患者さんごとに、口輪筋の強さの程度によって水の量を加減してください。
・患者さんが家庭で練習するときに少しずつ水の量を増やしていくように指導します。

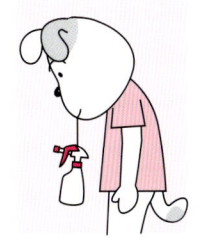

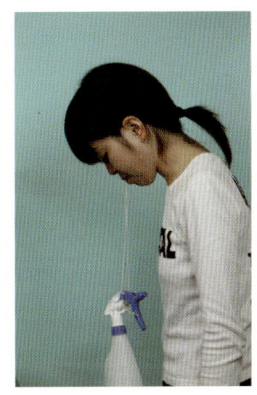

❹ 唇を閉じる練習

用意するもの
スティック

手順
1. 臼歯を咬み合わせ上下の口唇の間にスティックをはさみ、口唇を閉じる。15分間以上

鼻咽頭疾患のない患者さんで、習慣性の口呼吸等、いつも口を開けている癖のある人のための練習です。

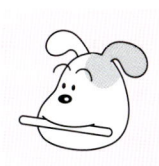

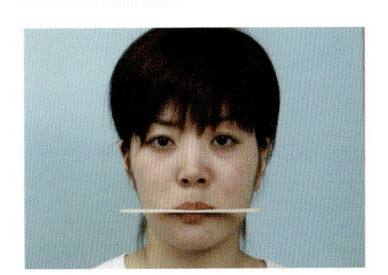

❺ 頬の筋肉の練習

用意するもの
水を入れたコップ

手順
1. 水を口に含み、頬をできるだけふくらませて水を左右に移動させる　左右交互に5〜8回

指導のポイント
・水をふくまないで行う方法もあります。

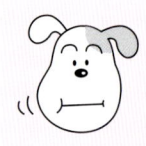

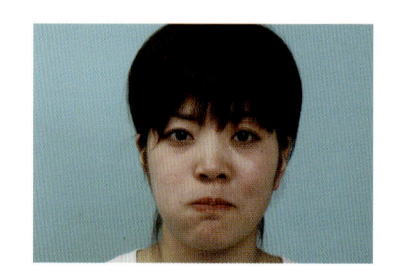

❻ イー・ウー

用意するもの
鏡

手順
1. 口をできるだけ横に広げてイーという
2. 口をできるだけすぼめてウーという　5〜8回

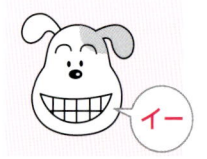

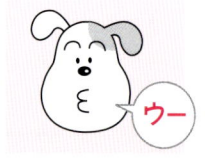

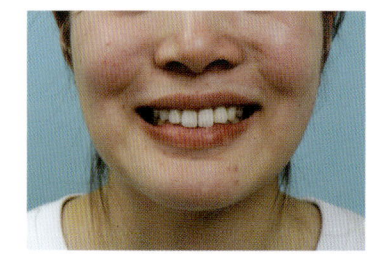

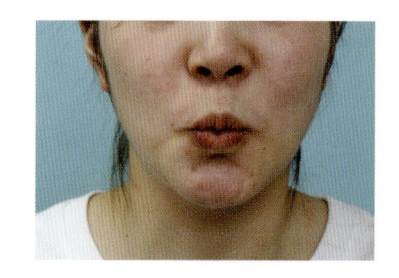

指導のポイント
・イーというときは口角を斜め後ろ上方に引くようにし、下唇やオトガイ部に力を入れないように指導しましょう。

❼ 風船

用意するもの
風船

手順
1. 風船に一息ずつ空気を入れ、ふくらます。
口輪筋や頬筋の力が弱い人に効果的な練習です。

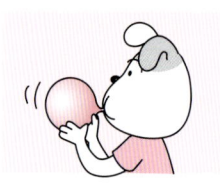

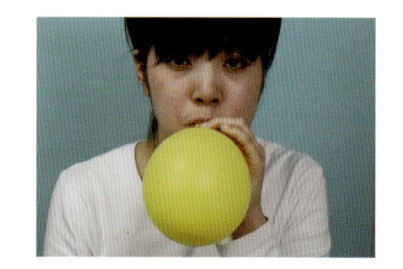

第8章――MFTの応用例

8. MFTの応用例

1 小児歯科治療でのMFT

幼児・小児を対象にした指導

　小児歯科に来院する子どもたちも養育者も健康志向が高く，"むしばにしない""口もとや歯並びをきれいにしたい"という「口の健康相談」が増えています．早期からのう蝕・歯周疾患の予防や歯科保健指導に加え「口の機能発達」を高めるMFTも小児歯科臨床に応用し，歯科衛生士の役割の一つとして考えています．なぜなら「口の健康」はまさしく生活そのものであり，生活者の視点で口の健康に携わることで視野も拡がり，子どもや養育者の協力・連携がより得られると考えられるからです．生活機能である食べるということを軸に習癖のチェックをおこない，機能の獲得発達段階や学習時期に育児環境や口腔内の変化に応じた口腔の器質面と口腔機能のバランスをはかります．そして口の健康をまもり育成していくことが小児歯科でのMFTの役割です．

　小児歯科でおこなうMFTの分類
　①正しい口腔機能の知識を啓蒙する
　②アドバイスとしてのMFT（口腔筋機能療法）
　③簡単なMFT（ワンポイントレッスン）
　④本格的なMFT
　⑤子どもの矯正治療の補助としてのMFT

1）正しい口腔機能の知識を啓蒙する

　小児歯科では口もとや歯並びに問題が現れたときに癖の指導を行うのではなく，機能獲得・発達を阻害する要因は早めにチェックできアドバイスできるのが理想です．子どもを見守る姿勢や習癖を無理にやめさせるのでなく子どもとコミュニケーションをもち，養育者には不安をあおらないように徐々に不正咬合の要因を減らしていくように十分に考慮して対処することが望まれます．

　そのため養育者や子どもたちから積極的に相談を受ける環境づくりと，正しい口腔機能の知識を啓蒙するためのポスター等を待合室や診療室に掲示してアピールすることも大切なMFTの役割となります（図1）．

2）定期健診を利用したアドバイスとしてのMFT

　図2に示すように，口元に関連したくせについて調査してみると，約半数の子どもたちは何らかのくせをもっているようでした．例えば口呼吸，指しゃぶり，爪をかむが多く，つぎに，下唇をかんでいる舌がでている等のくせをもっている子どもが多く，またそのくせを放置すると「歯並びに影響があるのではないか？」と，多くの養育者が不安をもっていることがうかがえます．小児歯科には，乳幼児から

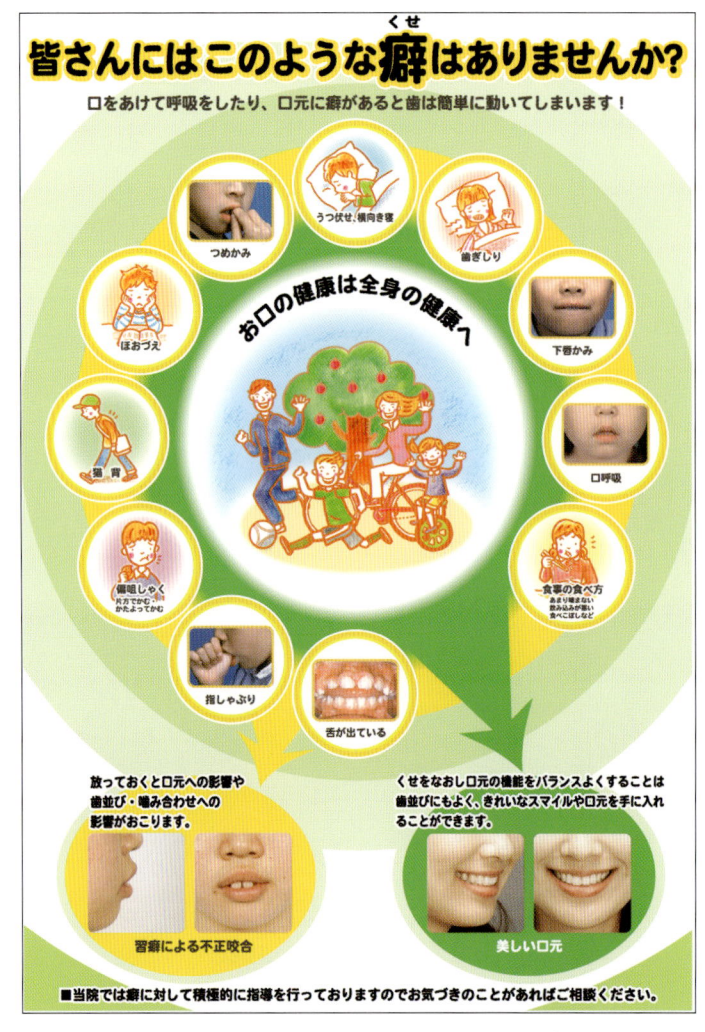

図1 正しい口腔機能の知識を啓蒙するためのポスター

の子どもも来院されるので，同じ口腔習癖であっても，心配する必要のないケースとアドバイスを行っていくケースとに区別する必要があります．小児歯科では健康教室（母親教室）や定期的な健診来院時にアドバイスとしてのMFTを指導することが有効です．また，口腔機能のバランスは即日に効果や結果がでるものではないですが，小児歯科では定期健診に来院されるシステムが確立していることが多いので子どもの習癖が徐々に消失していっているか？　また機能が改善されているか？　等，来院の機会を通じ診査・診断しアドバイスを行います．

　★ 年齢に応じた機能異常のチェックを行う
　乳幼児：哺乳・離乳食の摂食相談
　幼児　：習癖や口呼吸のチェック
　　　　　幼児食の学習時期に捕食・咀嚼・嚥下機能異常の改善
　　　　　乳歯を虫歯にしない予防　例）痛みのため虫歯の箇所をさけた噛み方
　　　　　歯牙交換期にできる空隙部への舌突出に注意
　　　　　小帯付着異常のチェック

第8章──MFTの応用例

正しい口腔機能の獲得と習熟
歯列，顎骨，口腔周囲筋への影響の少ないうちに習癖除去

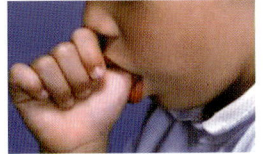

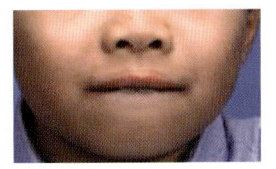

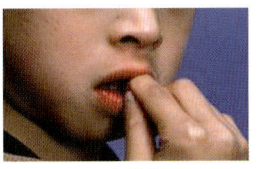

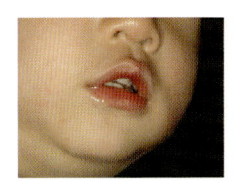

| 指しゃぶり | 下唇かみ | つめかみ | よだれ |

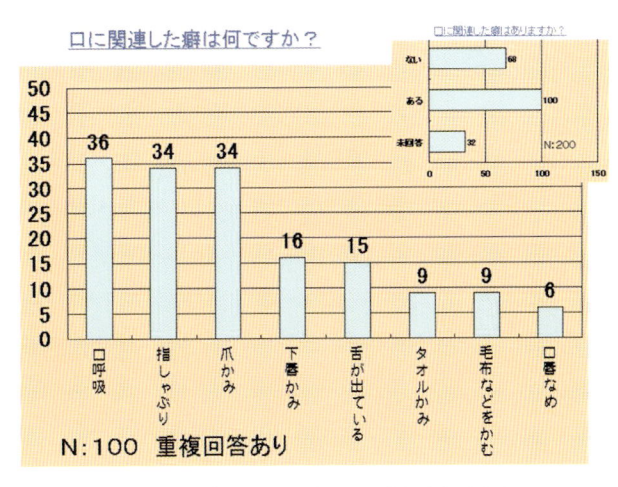

図2 口もとに関連したくせがありますか？

（口に関連した癖は何ですか？　N:100 重複回答あり）
- 口呼吸 36
- 指しゃぶり 34
- 爪かみ 34
- 下唇かみ 16
- 舌が出ている 15
- タオルかみ 9
- 毛布などをかむ 9
- 口唇なめ 6

（口に関連した癖はありますか？　N:200）
- ない 68
- ある 100
- 未回答 32

不正咬合と機能の関わり，咀嚼・舌・口唇のバランスのチェック

3)-①簡単なMFTや噛むトレーニング（咀嚼）の指導

小児歯科臨床でのMFTは口もとに関連した癖を早期にチェックし，小児でも行える簡単なMFTと共に噛むトレーニングをアプローチしていくことがとても重要です。なぜなら，癖をもっている子どもたちの多くは上手に食べ物をとりこめなかったり，口をあけて咀嚼したり，舌の動きやかみ方にも問題があり，捕食・咀嚼・嚥下など食べる機能に問題が現れています（図3）。食事やおやつの時間を有効に利用してMFTを行うことが小児にも実践しやすく，子どもが楽しみながら簡単に行えるMFTトレーニングを指導しましょう。

指導には，口腔機能が未熟な場合と食習慣や食環境などが問題となっていることに区別し配慮する必要があります。

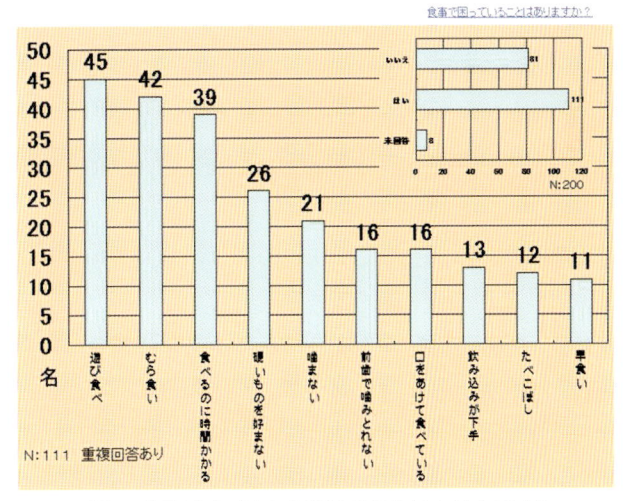

図3 食事の食べ方で気になることはありますか？

（N:111 重複回答あり）
- 遊び食べ 45
- むら食い 42
- 食べるのに時間かかる 39
- 硬いものを好まない 26
- 噛まない 21
- 前歯で噛みとれない 16
- 口をあけて食べている 16
- 飲み込みが下手 13
- たべこぼし 12
- 早食い 11

（食事で困っていることはありますか？　N:200）
- いいえ 81
- はい 111
- 未回答 8

口腔機能に問題がある場合	摂食行動パターンに問題がある場合
口唇や前歯を使った捕食	日常生活リズムの見なおしや食事記録をつけてもらう
↓	↓
一口量をおぼえる	十分な遊びや運動など身体活動が行えているか？
↓	↓
臼歯での咀嚼訓練	食事や間食など飲食回数が増えていないか？
↓	↓
あご・口唇を閉じての嚥下を習得	糖分の多い飲食物が増えていないか？
↓	

食事中の水分は固形物の嚥下が完了してからのむことをアドバイスします
このようにMFTはう蝕の予防にもつながっており小児歯科で導入しやすい背景となっています。

＜トレーニング例＞

　トレーニングでは口の前方部でかむ子どもや口を開けたままくちゃくちゃかむ子どもが大変多いことに気づきますが，口を閉じて噛むことは食事の際に養育者が気にかけてあげることで治ってきます。そして次に最後臼歯でたべものをかむように意識してもらうことが大切です。また，かみぐせの有無をチェックをすることも大切です。かみやすい側，かみにくい側がないか？　また，最後臼歯でかむことなどを意識させると舌もたべものを後方に押さえるため，舌が前方にでにくいことに気づいてもらいましょう。このような正しいかむ習慣は幼児食の頃に習慣をつけることが大切です(図4)。

　3)-②指しゃぶりの指導と簡単なMFT

　指しゃぶりをする子どもと関わるとき，対象となる子どもの成長，発達状態にあわせる必要があります(図5)。原因である指しゃぶりを早期にやめることができれば図6に示すような影響を軽減し，開咬の自然治癒の可能性は大きいですが，頑固な指しゃぶりをアプローチしていく場合には私たちの考えを養育者に理解していただく必要があります。表にしめすように「指しゃぶりをみまもる時期」と「はたらきかける時期」と養育者に説明し，指導者も少し余裕をもって関わることが大切です。

アドバイス：楽しみながら体験・学習する

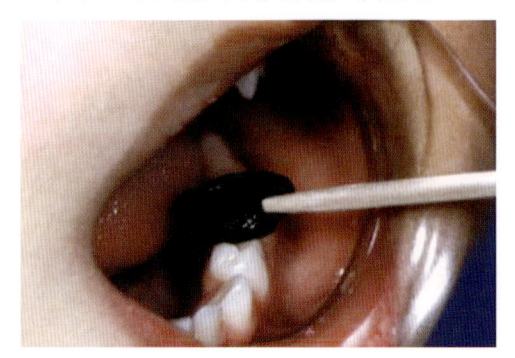

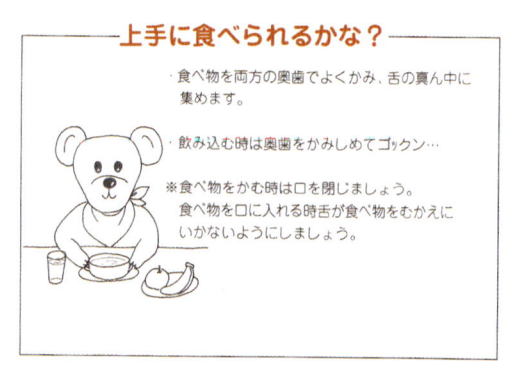

上手に食べられるかな？
・食べ物を両方の奥歯でよくかみ，舌の真ん中に集めます。
・飲み込む時は奥歯をかみしめてゴックン…
※食べ物をかむ時は口を閉じましょう。食べ物を口に入れる時舌が食べ物をむかえにいかないようにしましょう。

図4

第8章——MFTの応用例

(1) 指しゃぶりの指導

指しゃぶりを行う子どもの指導に関わる際にはぜひ，指しゃぶりの本やワークブック（図7）を参照してください。ワークブックは指導者と子どもたちと養育者との橋渡しとなるでしょう。

子どもと養育者には
- 経過観察する時期や働きかける時期を理解してもらう
- 子どものことをまずよく観察してあげるために指しゃぶりの様子を記録し，生活環境や育児を見直してもらう
- 指しゃぶりと不正咬合との関わり，頑固な指しゃぶりの影響も説明し理解してもらう
- 口もとの影響にはMFTの必要性も理解してもらう
- お母様だけでなく一緒に家族の方々への協力が必要なことを注意してもらう

指導者には
- 子どもの指しゃぶりの様子や家庭での様子を把握し，これからの指導目標を立てる目安にし指導計画をたてる
- 指導前に動機づけを十分おこなう
- 簡単なトレーニングを行い影響をうけ

時期		手や口の運動・特徴	指しゃぶりへの対応	
胎児期	14週頃	口に手をもっていく	胎児期の指しゃぶりは、口のまわりの感覚が発達するはじまり。生まれてすぐに、母乳、ミルクを飲むための練習として重要な役割となる。	みまもる時期
	24週頃	口で吸う動きがでてくる		
	32週頃	飲み込む動きの完成		
乳児期	生後2〜4ヶ月	口のそばにきた指や物を無意識にしゃぶる	指しゃぶりやおもちゃしゃぶりは、ミルク以外の食べ物をとる練習に重要な行動で、清潔なおもちゃで口遊びをさせることも重要。	
	6ヶ月〜1歳頃	赤ちゃんの時におぼえた指しゃぶりが習慣として残る 眠いとき、空腹時に指しゃぶりは無意識に現われるが、自然に回数は減ってくる		
幼児期前期	1歳〜3歳頃	昼間の指しゃぶりの減少 習慣化した指しゃぶりが眠い時、退屈な時に残る	この頃の指しゃぶりは、発達期の生理的なもので、あまり神経質にならず、子どもの生活全体を温かくみまもる。	
幼児期中期	3歳〜5歳頃	習慣化した指しゃぶりでも社会性がめばえ自然に減る 注意が必要な指しゃぶりは昼夜の頻繁な指しゃぶり	生活のリズムを整えることが大切。外遊びや手や口を使う遊びを増やし、子どもとのスキンシップをはかり指しゃぶりをやめるようなきっかけをあたえる。昼夜の頻繁な指しゃぶりは、積極的なはたらきかけが必要になる。	

図5 指しゃぶりの考え方と対応 「ワークブック」より

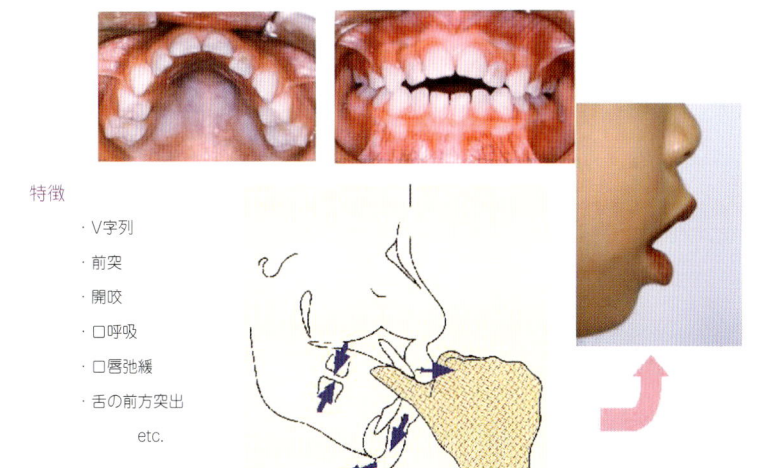

特徴
- V字列
- 前突
- 開咬
- 口呼吸
- 口唇弛緩
- 舌の前方突出
  etc.

図6 指しゃぶりと歯並びへの影響

113

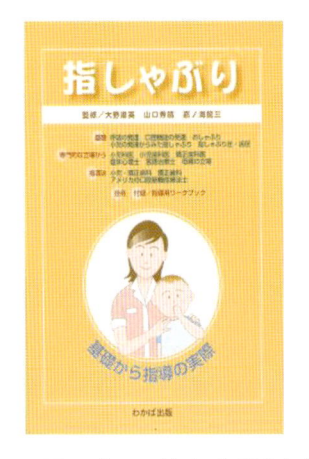

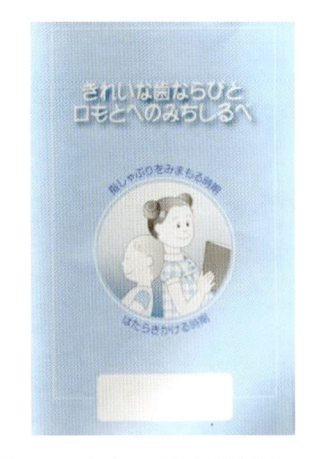

図7　指しゃぶりの指導書と付録のワークブック（わかば出版）

初診時

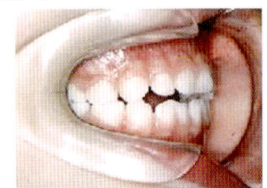

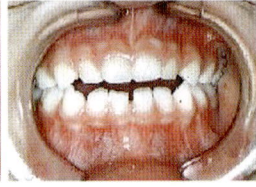

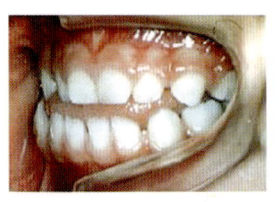

3歳4カ月

指しゃぶりの指導と簡単なMFTで自然治癒した例

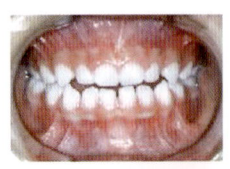

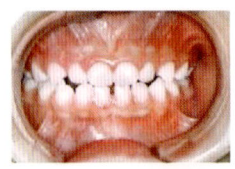

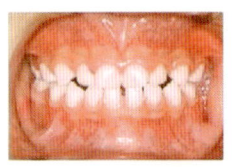

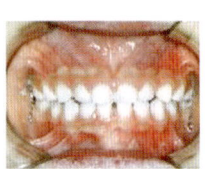

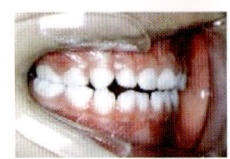

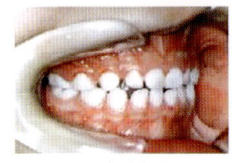

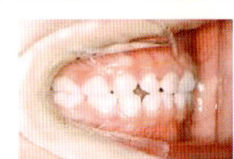

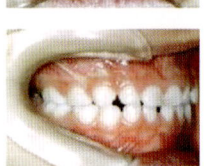

3歳6カ月　　3歳9カ月　　4歳2カ月　　4歳10カ月

図8　指しゃぶりの自然治癒例

た口もとの筋肉のバランスをはかる
　○指しゃぶりの指導とMFT指導後は，経過観察を行う
　○指を入れなくなったことや，舌を出さなくなる等改善されると，口腔内に変化があらわれるので写真など記録を残し，養育者にも子どもにもがんばったことが目で見て評価できるようにするとよい（図8）。

（2）指しゃぶり指導後のMFT
　前歯が閉鎖し臼歯での咬合もできるようになると，MFTトレーニングに進みます。開咬症状のため犬歯部で噛み切ったり，一口量が多かったり，前歯でかみきることを体験することが不足している子どもには正しい捕食を覚えてもらう必要があります。上唇でしっかりと食べ物を捕らえ，前歯で一口量を噛

第8章——MFTの応用例

図9 ジャムを応用したスポットのレッスンカード

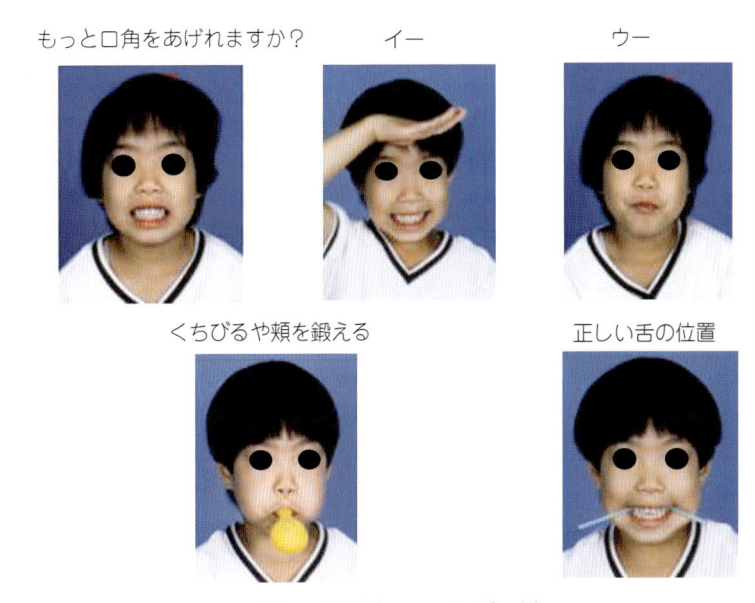

図10 MFTトレーニングの例

み切ります。そして口を閉じて，奥歯でかむことや，かみしめて嚥下することを覚えてもらいます。指導したことを，食事やおやつの際に練習し日常の習慣にしてもらうことで口腔周囲筋のバランスを改善します。

なぜMFTを行うか子どもが理解することは無理ですが，体感できるレッスンを選ぶと効果的です。小さい子どもに行う正しい舌位のトレーニングは，正確でなくてもよしとしましょう。正しい舌位であるスポットにジャムなど甘いペーストを利用するとスポットポジションを覚えやすいので応用してみるとよいでしょう（図9）。

トレーニングの解説（図10）
・ストローをかむことで，ストローより舌が上へ挙がっていることと，歯をかみ合わせることを覚えてもらいます。
・唇や頬を鍛え強化してもらいます。

かじりとったり，かみにくいなど，食べる機能を阻害する歯並びは，乳歯列においても癖の指導・歯並びの治療・食べ方のトレーニング・簡単なMFTをおこなうことが有効です。

115

7歳7カ月

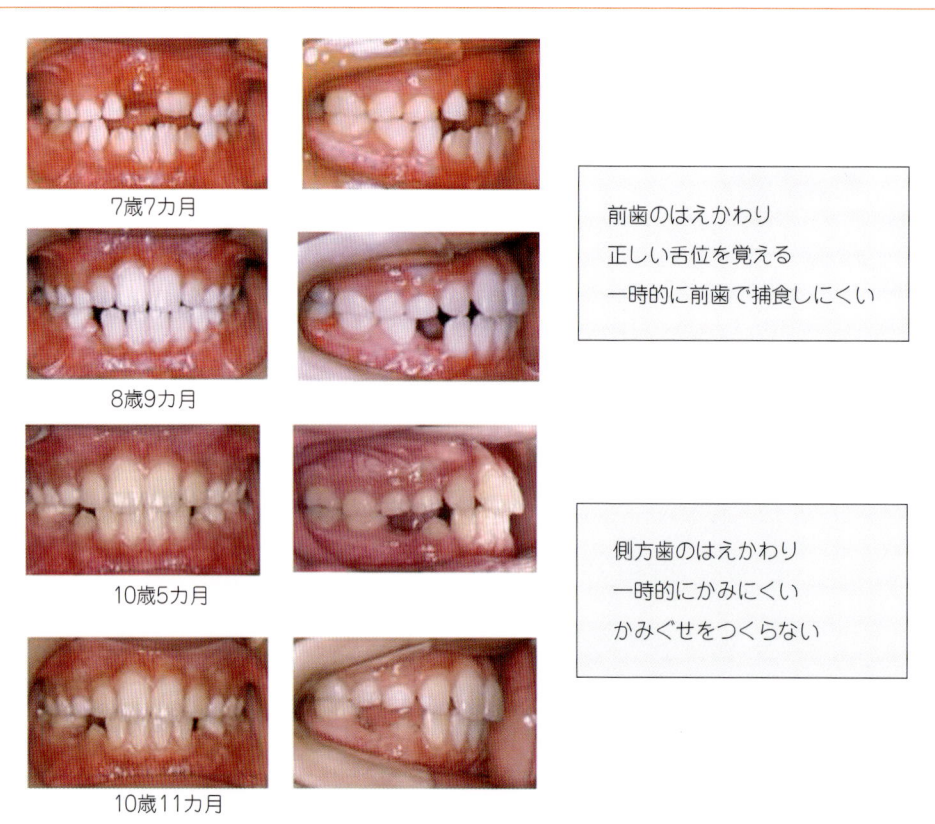

前歯のはえかわり
正しい舌位を覚える
一時的に前歯で捕食しにくい

8歳9カ月

10歳5カ月

側方歯のはえかわり
一時的にかみにくい
かみぐせをつくらない

10歳11カ月

図11 はえかわり時期（混合歯列期）のMFT

4）本格的なMFT

　混合歯列期には，子どもたち自身も養育者も歯並びのことが一番気になる時期です。しかし不正咬合の原因除去を行わず，矯正治療をしても，また不安定な歯並びになります。口呼吸，食べ方，癖など後天的な機能異常が歯並びに影響し不正咬合を引き起こしていることが大変多いからです。そのため矯正治療に先立ち，MFTも本格的に行う必要が出てきます。

　原因となる口呼吸（習慣的に口があいている子どもとアレルギー性鼻炎や扁桃肥大などが原因で口が開いている場合がある），舌小帯が短い，指しゃぶり，下唇かみ，その他の癖，はえかわりの時にあらわれる空隙など混合歯列のはえかわりの時期にはいろいろな機能異常が症状としてあらわれやすいと考えられます。

　はえかわりの時に舌が出やすく，またもともとあった舌の突出に気付かされる場合がよくあります。また本人の協力がえられるこの時期には舌小帯の短縮症にも対応していくことも多いです。いくら正しいポジションに舌をつけようと思っても舌小帯が短いと上に持ち上げることができません。
また歯根の未完成な前歯は舌のポジションに大きく影響を受け，いつも舌が前方に位置していると，開咬が顕著となる場合もあります。

　このように歯の交換期を迎えるこのころは，歯並びと機能のかかわりがとても重要です。
小児歯科の定期健診でははえかわりのチェックと同時に癖もチェックすることが大切です（図11）。口腔内の写真など規格性のある資料を残し子どもと養育者と，担当の歯科医師とMFT指導者が改善されたり，変化を確認しながらみていくことが重要です。資料により状況を客観的に確認できることは信頼関

係を深めながらMFTを進めることができるからです。
前歯のはえかわり時期から側方のはえかわり時の定期健診時に正しい舌のポジションを覚え意識してもらうことはとても重要です。

また前歯が抜けているこの時期は，前歯で食べ物をかみきりにくいこともうかがえます。

しかし歯がはえてきた際には，前歯でかじることを確認する必要があります。実際にたべものを一口かじってもらうと子どもは，興味を持ちます。また，側方の交換期には奥歯でかみにくい場合があります。舌の突出のチェックに加え片側がみしないようにもアドバイスすることが大切な時期です。片側がみの癖がつきやすいからです。写真で経過を観察すると子どものがんばりが結果としてよくわかり，モチベーションがあがります。

5)子どもの矯正治療の補助としてのMFT

矯正装置の必要な場合，装置を装着することは本人に負担がないか十分配慮が必要ですが，上顎歯列が著しく狭窄し，歯列の拡大が必要な場合や，無意識の指しゃぶりや舌の突出の習癖防止をかねてプレートを装着することもあります。一時的に習癖が除去できた状態を体験することができれば癖を治すと改善することがモチベートしやすいです。また，習癖の除去は顎骨，歯列，口もとに影響することも理解してもらえることにも活用できます。

●参考文献
1)山口秀晴，大野粛英，佐々木洋，William E.Zickefoose，Julie Zickefoose：口腔筋機能療法(MFT)の臨床．わかば出版，1998．
2)舌のトレーニングワークブック．わかば出版．
3)大野粛英，山口秀晴，嘉ノ海龍三：指しゃぶり 基礎から指導の実際．わかば出版，2004．
4)きれいな歯ならびと口もとへのみちしるべ，ワークブック．わかば出版．
5)向井美惠：乳幼児の摂食指導—お母さんの疑問にこたえる—．医歯薬出版，2002．

2 矯正歯科治療でのMFT

【症例1：MFTのみで歯列の改善が見られた症例】

症例概要

- 初診時年齢：10歳10カ月，女性
- 主訴：上顎前歯部の配列不正，将来の歯並びが心配

アングルⅠ級の混合歯列で，上顎前歯部に叢生があり，オーバージェットがやや大きく，オーバーバイトが不足していました（図1，2）。

前方突出型の舌癖があり，口呼吸，嚥下時のオトガイ筋の過緊張，および低位舌が認められました。嚥下時には，舌の吸引力が弱いので，顔を上に上げてのどに流し込むように飲んでいました。唇を開けたままのクチャクチャ食べがあり，発音時には舌が上下前歯間に挟み込まれる状態（歯間音）が見られました。

指導目標および指導計画

この時期に矯正治療を行う緊急性はありませんでしたので，MFTのみを開始しました。

指導目標は，MFTにより正しい咀嚼・嚥下のパターンと舌と口唇の安静位を得ることです。しばらくの間，MFTのみを行った後，必要に応じて矯正装置を用いるという計画を立てました。

2週間に1回の通院でMFTの通常のプログラムを進め，9カ月間のレッスンで咀嚼・嚥下に関してはかなりの進歩が見られ，歯列にも変化が生じ始めました（図3，4）。オーバーバイトが少し増加し，上顎前歯部の配列も改善しはじめました。この時点では咀嚼の位置はやや前方でしたが，口唇を閉じて鼻で息

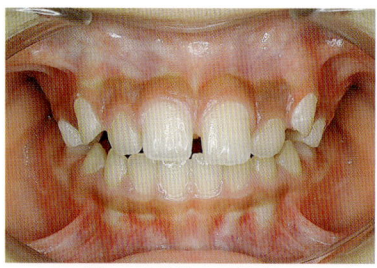

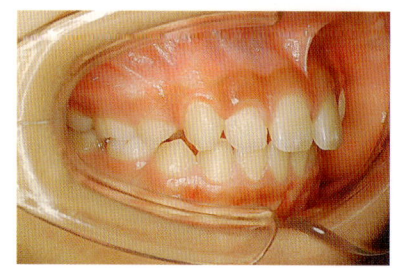

図1　初診時の口腔内　　　　　　　　　図2　初診時の口腔内

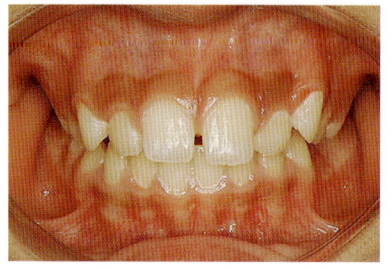

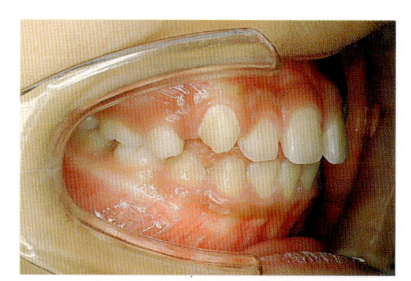

図3　MFT開始9カ月目の口腔内　　　　図4　MFT開始9カ月目の口腔内

第8章──MFTの応用例

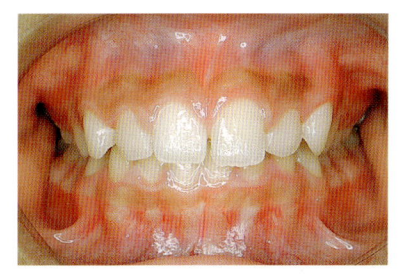

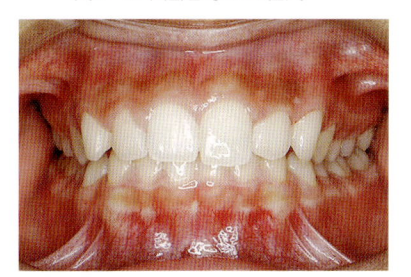

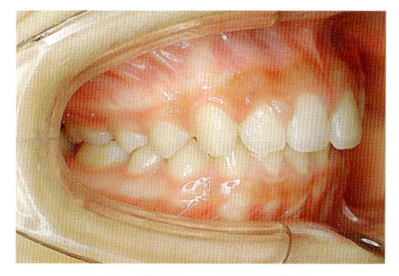

図5　3年経過時の口腔内
図6　3年経過時の口腔内
図7　5年経過時の口腔内
図8　5年経過時の口腔内

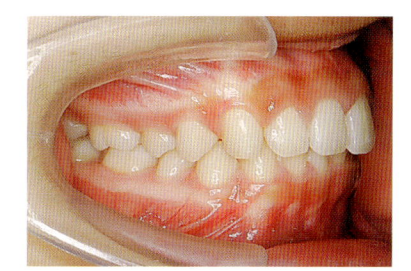

をしながら咀嚼することができるようになるとともに舌の力で食塊を正しく集めることができるようになったので，クチャクチャ食べはなくなりました．しかし，発音時にはまだ舌が前方に滑り出し，低位舌の状態が続いており，正しい安静位を得ることが難しい状態でした．咀嚼，嚥下がかなり上手にできるようになっても，発音時の舌の突出が続く限りMFTのゴールにたどり着くことができないと判断し，発音レッスンを開始することにしました．

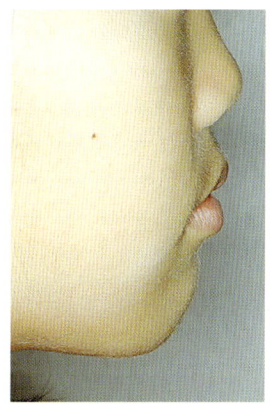

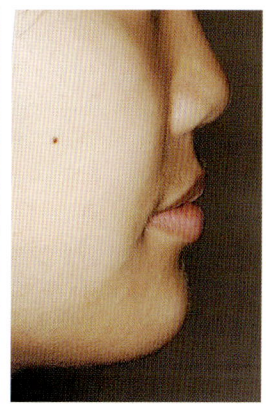

図9　初診時の口もと　図10　5年経過時の口もと

　中学受験があったり，中学入学後も学校が忙しかったりして，この時期には2〜3カ月に一度しか見られなかったこともありましたが，咀嚼，嚥下に関しリコールチェックを行うとともに発音レッスンを根気強く続けました．

　図5，6は13歳10カ月の時の口腔内写真です．MFTを開始してから3年が経過しています．上下とも第二大臼歯まで萌出しており，オーバーバイトがさらに増加し，上顎前歯部の配列も改善しています．歯並びに関してご本人とご両親が満足されたので，矯正装置は使わないことになりました．咀嚼・嚥下パターン，発音，舌と口唇の安静位がほぼ正しくなり，MFTの目標が達成されたので，半年に一度のリコールとしました．

　③ 結果・考察

　図7，8は，15歳10カ月，MFTを開始してから5年経過時の口腔内写真です．2年前にリコールに入ってから特にレッスンをしていません．矯正装置を使用することなく，MFTによる口腔周囲筋の機能改善のみで，歯列形態が整いました．獲得された正しい口腔の機能は維持されており，しっかり大臼歯部で咀嚼し，中間嚥下，主嚥下とも良好でした．咀嚼中はいつも口唇がリラックスしており，舌の食塊を集

める力が良好であることが観察されました。嚥下の瞬間にはしっかりのどが動き，姿勢もよく，非常に美しい食べ方が身につきました。発音時の舌の突出は見られなくなり，正常な鼻呼吸を行っています。

　MFT前後の安静時の口もとの写真（図9，10）を比較してみると，はじめはオトガイのふくらみがなく，口角が下がっていますが，治療後は，オトガイに自然なふくらみができ，口角が上がっています。セファログラムの分析では，下顎骨の反時計回りの回転と，上下前歯の舌側への整直が認められました。

　この症例を通じ，MFTによって口腔周囲筋の機能を正しくすることにより，歯列形態にも良い影響が及ぶ場合があることがわかりました。

【症例2：矯正治療とMFTの併用で歯列の長期安定性を得た症例】

症例概要

- 初診時年齢：13歳6カ月，女性
- 主訴：前歯部の叢生と開咬

　アングルⅠ級の永久歯列で，上顎前歯部に叢生があり，前歯部の開咬を伴っていました（図11〜14）。

　前方突出型の舌癖があり，口呼吸，安静時および嚥下時のオトガイ筋の過緊張，低位舌，歯間音が認められました。舌の動きは悪く，口蓋への挙上が困難でした。セファログラムの分析では，下顎骨が時計回りに回転し，前顔面高に対し後顔面高が短く，下顎前歯が口唇閉鎖線に対し低位にあるとともに唇側傾斜していました。口唇の突出感があり，「への字口」です。これは上唇が跳ね上がっているので，口唇を閉じるときには下唇を突き上げて閉じなければならず，オトガイが緊張して口角が下がってしまうために生じます。なんとなく不機嫌そうに見られるため，怒っていないのに，いつも怒っていると間違

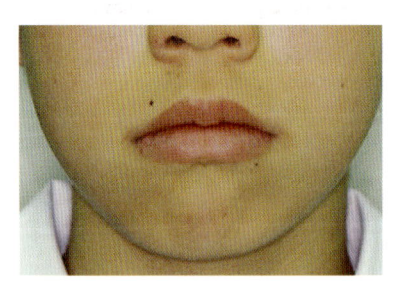

図11　初診時の口もと

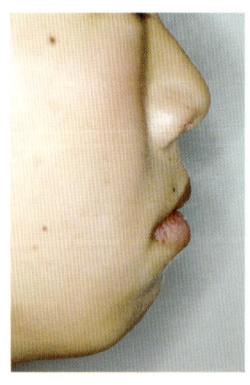

図12　初診時の口もと

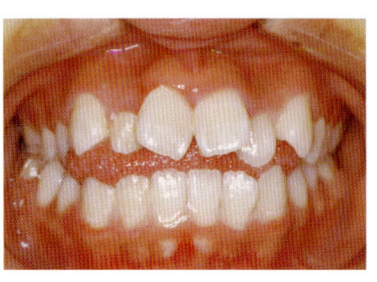

図13　初診時の口腔内

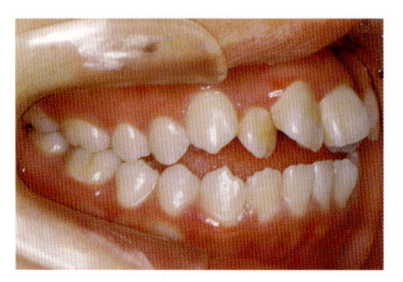

図14　初診時の口腔内

第8章──MFTの応用例

えられるとのことでした。

> 指導目標および指導計画

　矯正治療に先立ち通常のMFTのレッスンを行いました。多少反抗期だったため，すんなりと進まないときもありましたが，1年をかけてなんとか良い状態にたどり着くことができましたので矯正治療を開始しました。図15，16はMFTが一段落し矯正治療を開始する直前の口腔内です。歯列形態にはあまり変化はありませんでしたが，低位舌が改善され，舌が口蓋に挙上できるようになりました。

　上下左右の第一小臼歯の計4本を抜歯し，マルチブラケット装置による矯正治療を開始しました。図17，18は矯正治療開始後1年2カ月の状態です。この期間中はレッスンは特に行わず筋機能のチェックのみを行いましたが，患者の筋機能に対する意識は高く，顎間ゴムやブラッシングの協力性も良好でした。

　矯正治療開始約2年で咬合はほぼ完成に近づきました（図19，20）。しかし，矯正治療に伴う口腔内容積の減少によるものと思われる舌癖が見られるようになったため，MFTのレッスンを再開しました。そして，咀嚼・嚥下パターン，発音，舌と口唇の安静位がほぼ正しくなり，咬合の安定も得られたと判断した時点で，矯正治療を終了しました。

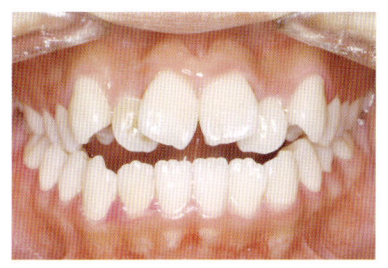

図15 MFT終了時，矯正治療開始時の口腔内 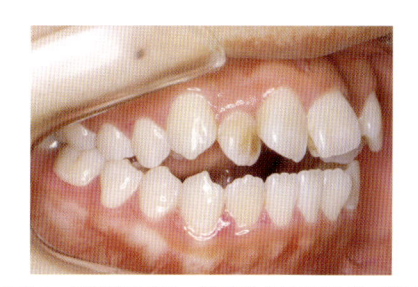　　**図16** MFT終了時，矯正治療開始時の口腔内

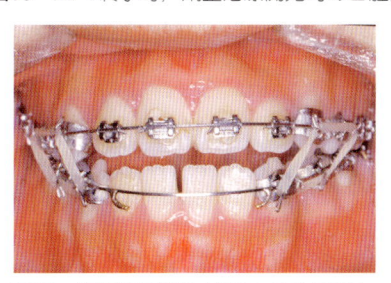

図17 矯正治療開始1年2カ月の口腔内 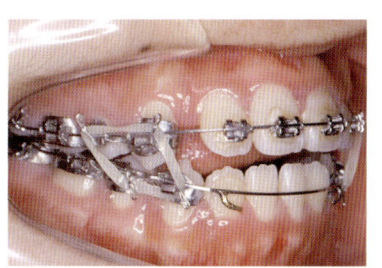　　**図18** 矯正治療開始1年2カ月の口腔内

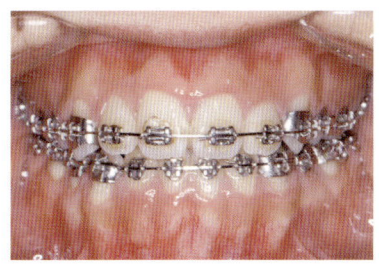

図19 矯正治療開始2年1カ月の口腔内 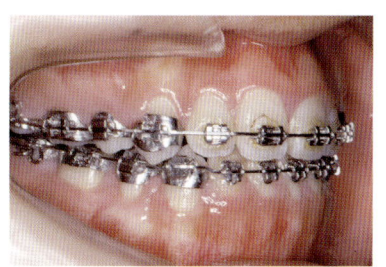　　**図20** 矯正治療開始2年1カ月の口腔内

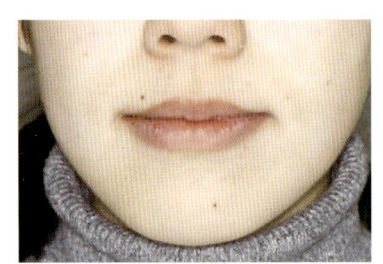

図21　治療終了後5年の口もと

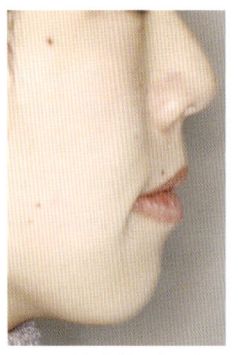

図22　治療終了後5年の口もと

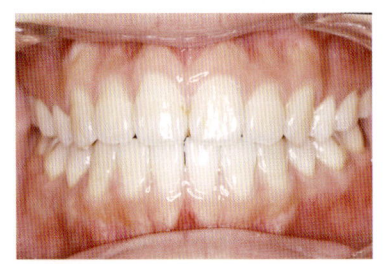

図23　治療終了後5年の口腔内

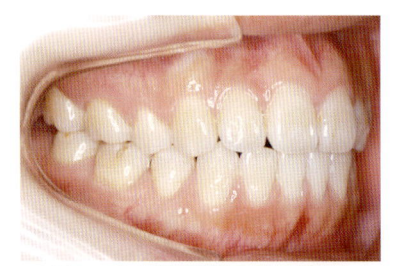

図24　治療終了後5年の口腔内

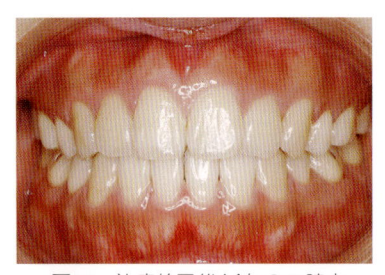

図25　治療終了後14年の口腔内

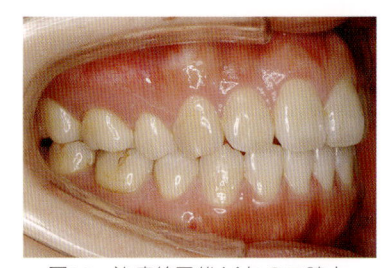

図26　治療終了後14年の口腔内

結果・考察

　図21〜24は矯正治療終了後5年経過時の状態です。良好な顔貌とともに，口腔周囲筋の正常なバランスと安定した咬合が保たれていました。治療前後の安静時の口もとを比較すると，「への字口」は解消されています。上唇が跳ね上がった感じがなく，下唇の突き上げやオトガイ筋の過緊張も消失し，口角が自然に上がっていますので，安静時の表情はとても柔和になっています。セファログラムの分析では，下顎骨の反時計回りの回転と，上下前歯の舌側への整直および下顎前歯の挺出が認められました。

　図25，26は矯正治療終了後14年経過時の状態です。長い年月を経ても，正しい機能と形態が維持されていました。

　この症例を通じ，MFTと矯正治療により，機能と形態の両面の要素をコントロールすることによって，矯正治療結果の長期安定性を得ることができることがわかりました。

3 胸鎖乳突筋活動の左右差を是正し咬合の改善を行った混合歯列前期症例

　下顎枝，下顎頭に著しい形態の左右差や形態異常が存在する症例の多くで，片側の頸部筋（胸鎖乳突筋や上部僧帽筋）の拘縮，あるいは形態の左右差，咀嚼筋活動と咬合高径の左右差が観察されます。これら症例に共通する特徴として，頸椎の形態異常，軸椎歯突起の脳頭蓋底への異常突出，頭位の異常と回旋運動制限，顔面の非対称等が存在します。これらの症状を有する混合歯列前期の患者さんに，咬合の改善とともに，胸鎖乳突起筋の2頭の腱切り術と理学療法，ならびに日常生活での姿勢への配慮を行いました。この結果，頭位，頸椎の形態異常，歯突起の異常突出，咀嚼筋活動の左右差と臼歯部咬合高径の左右差は是正され，下顎枝，下顎頭の形態は左右対称となり，顎顔面骨格の健全な成長発育が得られました。この結果，機能的，審美的な改善とともに長期咬合の安定が得られております。

症例概要（図1-A）

＊初診時7歳4カ月（動的治療開始8歳6カ月），女子。

　既往歴：出生時より右側胸鎖乳突筋の拘縮による斜頸が存在。増齢に伴って斜頸の症状が悪化し，頭部の右側への回旋運動制限，顔面の非対称，左側での片咀嚼習慣がありました。下顎の著明な後退感と右側顎関節部での開口障害が時折発生するようになったため，当矯正歯科医院へ来院しました。

＊ 顔貌所見：胸鎖乳突筋の拘縮側（右側）と反対の左側の顔貌は小さい。筋電図（EMG）所見で左側の咬筋，側頭筋は過活動で，咀嚼筋活動に著しい左右差が存在していました。

＊ 口腔内・咬合所見：咬合時，下顎は胸鎖乳突筋の拘縮側（右側）へ4.0mm偏位し，臼歯部咬合高径に著しい左右差が存在していました。

＊ パノラマX線写真所見（図2-A）：右側胸鎖乳突筋の拘縮側では，下顎枝は太く短く，下顎頭は形態異常があり，著しい左右差が存在していました。

＊ 側面セファロ所見（図1-A）：SNA 82.0°，SNB 71.0°，ANB 11.0°と上顎前突感がありました。右側胸鎖乳突筋の拘縮により頸椎間が狭窄させられ，歯突起先端はマクレガーライン[1〜4]より8.0mm上方で脳頭蓋底へ異常突出し，頸椎関節の機能異常が惹起させられ，点動運動，回旋運動，屈曲運動などに著しい運動制限が存在していました。

診　断

　右側胸鎖乳突筋の拘縮により頸椎の形態異常が惹起させられ，頭位の異常，頭部の回旋運動制限，咀嚼筋活動の左右差，臼歯部咬合高径の左右差，下顎枝・下顎頭の形態の左右差が誘発された下顎後退を伴うⅡ級開咬症例と診断しました。

> 治療方針

第1期治療：混合歯列期での治療

斜頸・頸椎の形態異常を改善：矯正治療前に形成外科で拘縮している右側胸鎖乳突筋の2頭の腱切り術（胸骨頭，鎖骨頭）と頸部筋の理学療法を行い，頸椎の形態異常，頭位の異常，頭部の運動制限を解除します（図1-A）。

臼歯部咬合高径の左右差，咀嚼筋活動の左右差を是正し，対顎，対咬関係の改善を図ります：機能的顎矯正装置を用います。また同時にガムを用いた舌挙上訓練，左右均一咀嚼，日常生活での頭位，姿勢への配慮，鼻呼吸トレーニングを行います。

第2期治療：連続抜去法を用いて $\frac{4|4}{4|4}$ を抜去し，側方歯群の交換を待って，エッジワイズ（.018"×.025"スロット）を用いて対顎，対咬関係の改善を図ります。また，この間も第1期治療でのガムを用いた舌挙上訓練MFTと鼻呼吸のトレーニング，姿勢への配慮を行います（図1-B, C）。

> 治療経過（図1, 2, 3参照）

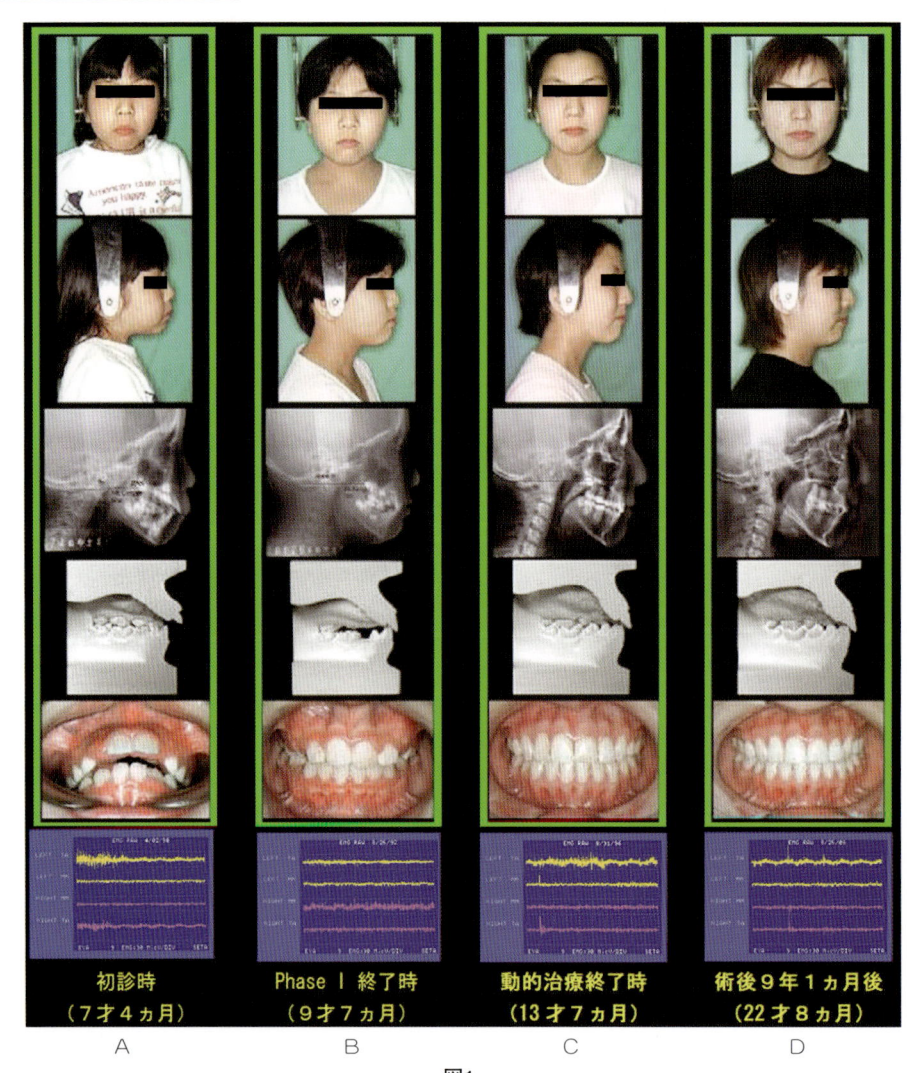

A	B	C	D
初診時（7才4ヵ月）	Phase I 終了時（9才7ヵ月）	動的治療終了時（13才7ヵ月）	術後9年1ヵ月後（22才8ヵ月）

図1

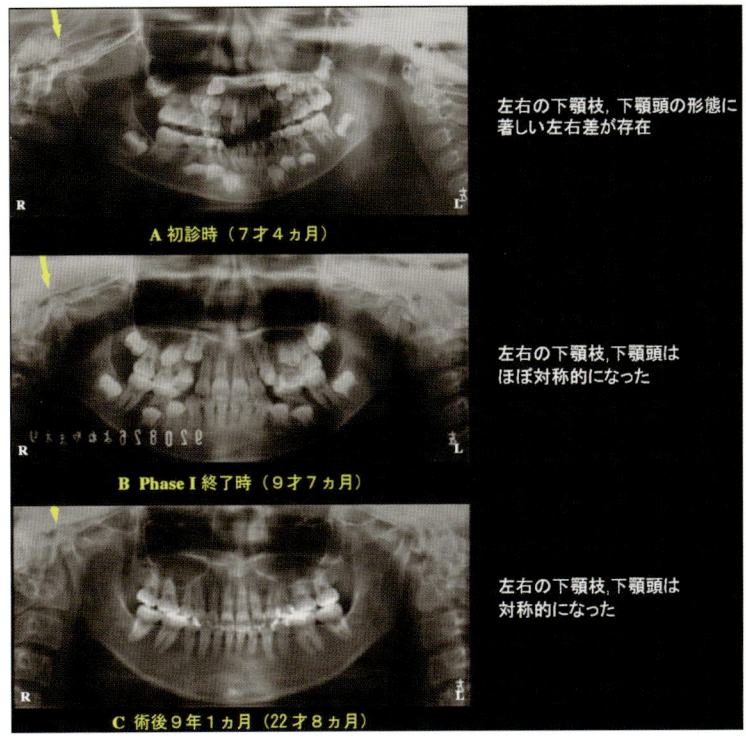

図2 の説明:
- A 初診時（7才4ヵ月）：左右の下顎枝, 下顎頭の形態に著しい左右差が存在
- B PhaseⅠ終了時（9才7ヵ月）：左右の下顎枝, 下顎頭はほぼ対称的になった
- C 術後9年1ヵ月（22才8ヵ月）：左右の下顎枝, 下顎頭は対称的になった

結果と考察

　本症例では, 右側胸鎖乳突筋に強い拘縮が存在し, 右側下顎頭は形態異常状で下顎枝, 下顎頭に著しい左右差がみられました。このため, 成長発育の早期の段階で頸部筋の形成術によって頸椎の形態異常, 頭部回旋運動制限, 咀嚼筋活動の左右差を改善するとともに, 咬合の改善により, 顎関節への負荷が少なく, スムーズな顎運動が行えるアンテリアガイダンスが形成された機能的な咬合形態に改善しました（図1-C, D）。その結果, 障害側であった下顎頭の運動域は拡大し, 上顎の左右対称的な顎運動が可能となり, 永久歯列完成期前に下顎枝, 下顎頭の形態はほぼ左右対称的となり, 術後の残余の成長発育によって成長発育期の終期までには, 下顎枝, 下顎頭はきわめて左右対称的な形態に形成されたと考えられます（図2）。

　顎関節の形態は, 混合歯列から永久歯列完成までの時期に大きく成長し変化します。したがって, 側方歯群交換期の成長発育の早期の段階で咬合の改善とともに頸部筋の形態異常を改善し, 頭位の異常活動の左右差を是正しておくことが, 顎関節形態の健全な発育形成と機能回復をもたらすうえで, 非常に有効であるとともに, 術後の顎顔面骨格の成長発育にも好影響を与えていると考えられます（図3）。

　これらのことから, 頸部筋や頸椎の形態異常が存在する咬合異常症例では, 乳歯列期から永久歯列完成前の成長発育の早期の段階で形成外科医との連携による包括医療と管理を行いながら, 頸部筋および頸椎の形態異常の改善により機能回復を行うとともに, 顎関節に負荷がかからず, 健全な顎発育とスムーズな顎運動が達成可能な咬合形態に改善することが非常に重要と考えられます。

　なお, 下顎枝, 下顎頭の形態異常と頸椎の形態異常, マクレガーライン[1]に対する歯突起上端位とク

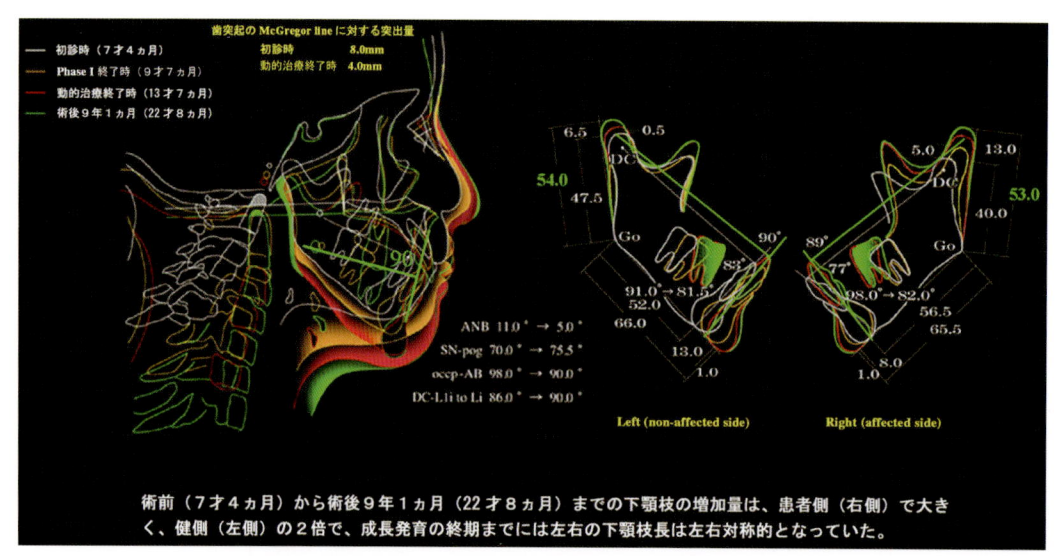

図3 術前，術後，保定以後の側面セファロの重ね合わせ
（S-N AT S, Goを中心に下顎頭の変化をみる）

リック音のみの発現と開口障害の発症との関連性について統計処理を行い，相関関係評価を行った結果，これらの間に深い関連性があることが分かりました[2,3]。

●参考文献

1) McGregor M. : The significance of certain measurements of the skull in the diagnosis of basilar impression. Br J Radiol, 21 : 171-181, 1948.

2) 近藤悦子：下顎枝・下顎頭の形態異常と頚椎および頚部筋の形態異常との関連性について―長期観察症例― DATE-ORTHO, ザ・クインテッセンス別冊　臨床矯正家のための矯正YEAR BOOK 2001. クインテッセンス出版, p.46-47, 2001.

3) Kondo E. Graber TM et al : Cervical Spine Problems in Patients with Temporomandibular Disorder Symptoms, Investigation of the Orthodontic Treatment Effects for Growing and Nongrowing Patients. World J Orthod, 3 : 312, 2002.

4) 近藤悦子：Muscle Winsの矯正歯科臨床，医歯薬出版，p.214-264, 2007.

4 外科的矯正治療でのMFT

　矯正治療患者のなかで，下顎前突を伴う反対咬合は，およそ30パーセントです．小児の前歯部反対咬合は，顎顔面の成長期に上顎前方牽引装置で上顎の成長促進と下顎の成長抑制をはかり，アクチバトールなど機能的装置で逆被蓋を治します．成人では，上下顎関係の異常，顔貌の不調和などを伴う程度の強い下顎前突が多く，それらは顎変形症と呼ばれます．顎変形症は，矯正治療単独では充分に治すことができないので，術前矯正治療，顎矯正手術，術後矯正治療を一貫して行う外科的矯正治療を実施します．そのような症例は，機能的障害をあわせて持つことが多いので，MFTや口腔周囲筋のトレーニングによってそれらを改善する必要があります．

　症例(図1-a)は，初診時19歳2カ月の女性であり，アングル分類Ⅲ級，上顎後退と上顎歯列の強い叢生を伴い，側貌は極端な陥凹型でオトガイの突出(図1-b)を伴う骨格性下顎前突と診断されました．オーバージェットは−13mmであり，下顎前歯は非常に強く舌側傾斜していました．安静時の筋機能と姿勢位を調べたところ，咀嚼から嚥下時に上唇を強く口腔内に吸い込む吸唇癖(図2)があり，上唇は下唇によって口腔内に引き込まれるため，上唇の赤唇部はまったく見えませんでした．口腔周囲筋は下唇からオトガイ筋にかけて過緊張の状態であり，下顎は前方へ突出していました．この習癖は，下顎前突者によく見られる特徴であり，下唇の強い緊張，上下唇を前歯間で軽く噛んでいる状態は，下顎前歯に常に舌側への力を加えて舌側傾斜させます．また，安静時の低位舌，口唇をなめる弄舌癖，舌突出と連動す

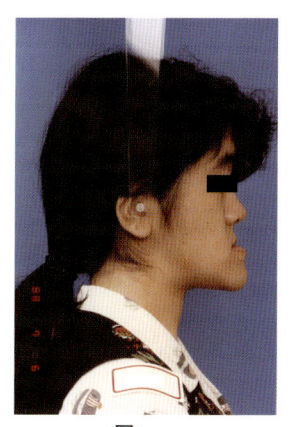

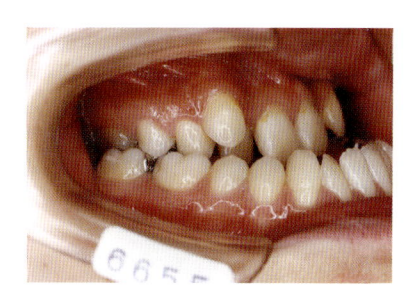

図1-a

図1-b

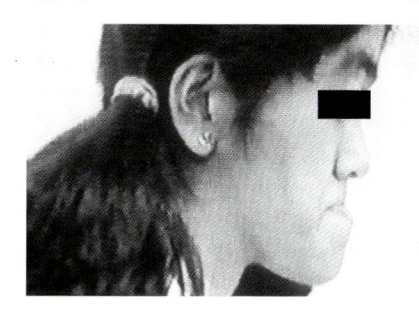

図2

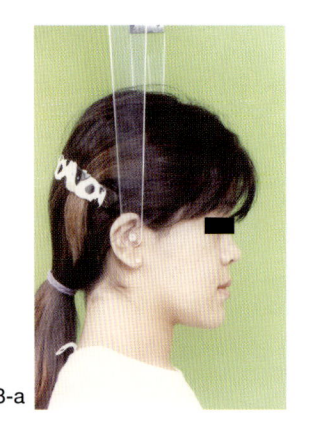

図3-a 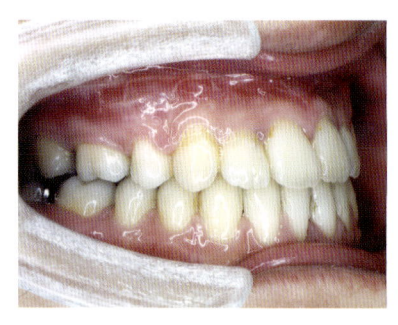　　　　　　　　　　　　　　　図3-b

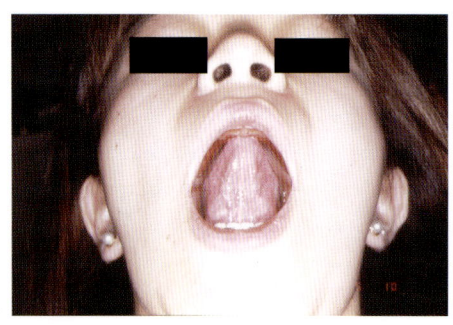

図4-a 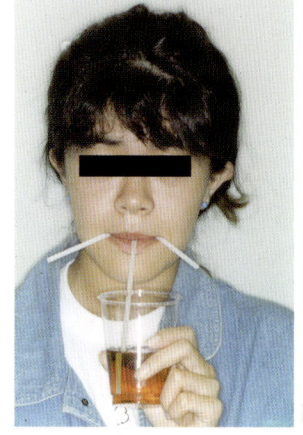　　　　　　　　　　　　　　　図4-b

る吸唇癖の習癖は，テレビ観戦や読書時にしばしばみられ，数分間その状態が続くこともあります。患者は，口唇が乾くからなめるのだと主張しますが，口唇は舌突出によりぬれますので，また乾くことになります。そのため，習癖は循環して繰り返して行われることになります。

　この症例は，上顎の第一小臼歯2本を抜去し，エッジワイズ法で術前矯正治療を行い，顎矯正手術は上顎にLe Fort I型骨切り術，下顎に下顎枝矢状分割術の上下顎移動術を実施しました。顎矯正手術後，約10ヵ月で術後矯正治療を終了しました。顔貌はオトガイの後方移動により直線型となり(図3-a)，調和した顔貌となりました。咬合は，側方歯群がしっかりと咬み合い，前歯部被蓋も良好となり，個性正常咬合を獲得しました(図3-b)。

　患者さんには，手術直前よりMFTを行い，低位舌と吸唇癖を治すように指示しました。また，保定装置を使いながら舌尖の挙上(図4-a)，舌背を挙げてのポッピング，飲料水の嚥下などのトレーニングを行いました。グラスから水の嚥下では，口腔周囲筋の過度の緊張は見られず(図4-b)，たいへん自然な嚥下ができています。発音では，治療前の舌足らずな発音が改善され，安静時の口唇閉鎖はたいへんきれいにできるようになり，咬合状態も安定しています。

　上顎前突における顎変形症の咬合の特徴は，アングル分類II級，上顎前歯の唇側傾斜(1類)，オーバージェットが極端に大きいことなどであり，症例は+13mmでした(図5)。また，オーバーバイトは深く，下顎切歯の切端で口蓋前方部歯肉を噛んでいるために歯の圧痕がついていました。症例は安静時に口唇を閉鎖することが難しく，上下口唇をわずかに開け，口呼吸をしていました。この口唇の状態は無力唇

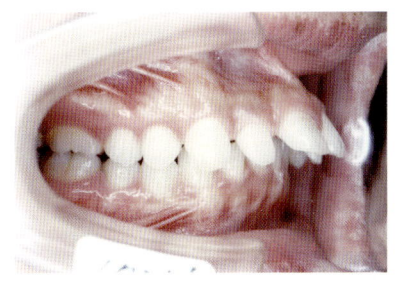

第8章──MFTの応用例

図5-a

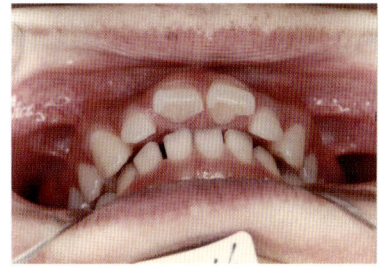

図5-b

図6

と呼ばれ，歯にかかる外力は非常に弱いため上顎切歯は唇側に傾斜し，上顎歯列弓は空隙歯列となっていました。

術前矯正治療では，上顎第一小臼歯を抜去して前歯の歯軸を治し，下顎歯列は非抜歯でレベリングを行いました。顎矯正手術は，上顎前方歯槽部骨切り術を実施し，上顎6前歯を後上方へ移動しました。治療後の咬合状態や被蓋は，大幅に改善されました(図6)。治療前に頻繁に見られた舌突出癖は，治療後見られなくなり，口唇閉鎖も守るようになりました。また，嚥下のトレーニングをすることで口腔周囲筋の過緊張もなくなり，習慣性姿勢位が改善されました。

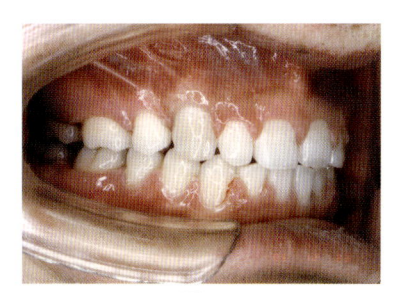

顎変形症で外科的矯正治療によって形態を改善する場合には，顎矯正手術前に習慣性姿勢位の問題や口腔機能について指摘し，手術前または直後からMFTおよび口腔周囲筋のトレーニングをはじめます。まず，舌尖が口蓋にあがるように，両側の臼歯部で均等に嚙めるように，嚥下時には食塊を舌背中央に集めて後方へスムーズに送り，嚥下するときに口腔周囲筋に過度の緊張が見られないようにします。また，発音時には，舌尖を良く動かして明瞭に発音できるようにします。次に，習慣性姿勢位では，安静時には口唇を静かに閉鎖し，口唇を舐めたり，舌前方突出癖や吸唇癖をしないように，口腔周囲筋の緊張をなくして静かに鼻呼吸ができるように練習します。また，口唇と審美線(E-ライン)との調和をはかり，自然なスマイル，笑顔ができるように，静かで明るい会話ができるようにします。

保定装置は一定期間使用し，口腔周囲筋の機能や習慣性姿勢位が改善され，後戻りの心配がなくなってきたら保定装置の使用時間を徐々に短くし，咬合が安定したと思えるところで自然保定に移行します。

●参考文献

1) 山口秀晴，大野粛英，佐々木洋，他監修:口腔筋機能療法(MFT)の臨床，11外科的矯正治療とMFT.わかば出版，東京，第1版，p.351-381,1998.
2) Yamaguchi, H : Orofacial Myology by Hanson, M. L. and Mason, R. M., Chapter 20 Oral myofunctional therapy —essential for surgical orthodontic treatment. Thomas LTD, Illinois, 2nd. ed, 392-416, 2003.

5 成人のMFT

　成人歯科において遭遇する様々な症状は、口腔周囲筋の不調和によって引き起こされます。食生活をはじめとして、生活習慣、生活環境の変化によって引き起こされる様々な症状の改善には、従来の対症療法的な歯科治療だけでは対応できなくなっています。

　MFTは、それらの症状の診断や治療および予防の手段として極めて有効な手段として位置づけられます(図1)。

　表情筋や咀嚼筋は随意筋であり、無意識に筋肉の収縮、弛緩によって摂食、嚥下、会話、感情表現などの機能を果たしています。よく観察すると、ひとつの口腔機能に対して数多くの筋肉が相互に協調して働いていることがわかります。

　歯科医院を訪れる患者さんの中には、食生活、生活習慣、生活環境の変化に伴い、咀嚼、嚥下機能の障害だけではなく「口が開きにくい」、「会話中に舌がもつれる」、「舌が痛い」、「味覚の異常がある」、「口の中がネバネバする」など会話困難や味覚障害などを訴えるケースが多くみられるようになりました。これらの口腔機能は、人間が生きていく上で、非常に大切なものです。

　日常の診療ではう蝕、歯周疾患におけるプラークコントロールと同様に、MFTを活用した生活習慣改善へのアプローチが必要となります(図2)。

（1）一般歯科医院におけるMFTの適応症

　日常臨床で遭遇する患者さんは、主訴や症状を注意深く観察すると、MFTの指導を必要とするケースが多く見られます(図3)。

（2）観察と問診のポイント

　患者さんの主訴や症状は、食生活、生活習慣、生活環境が反映しています。患者さんの日常生活に対する姿勢、生活環境、話し方などを観察しながら、問診で問題点を見つけて整理し、これらの因果関係

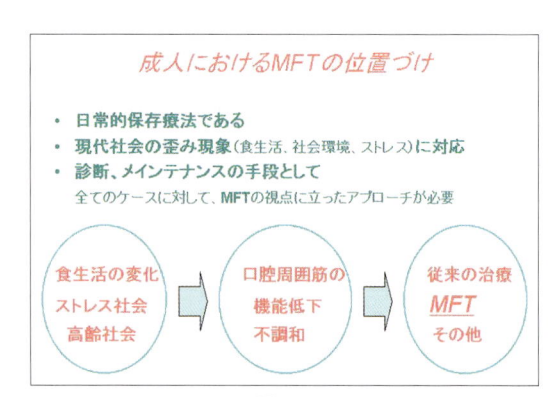

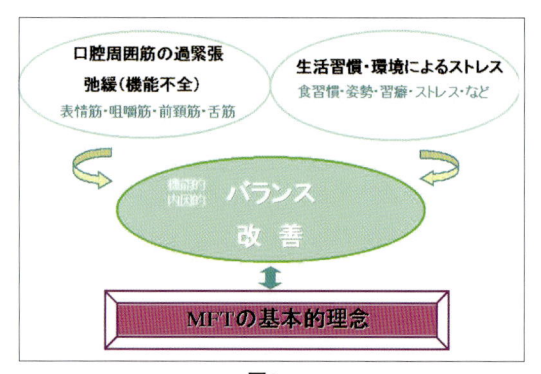

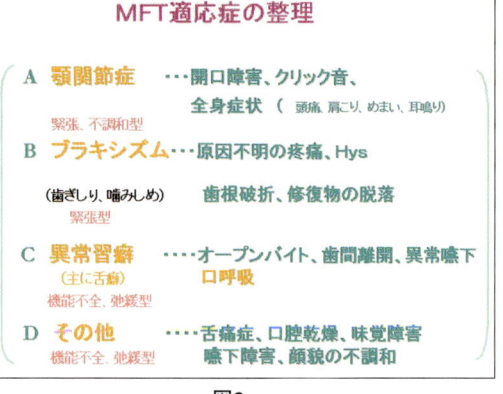

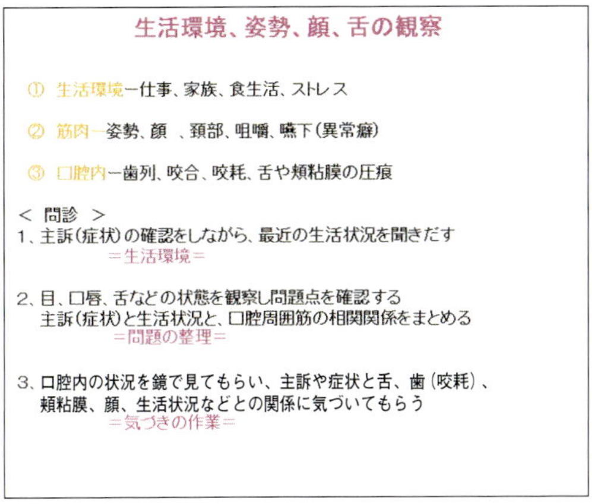

第8章──MFTの応用例

図4

生活環境、姿勢、顔、舌の観察

① 生活環境－仕事、家族、食生活、ストレス
② 筋肉－姿勢、顔、頸部、咀嚼、嚥下（異常癖）
③ 口腔内－歯列、咬合、咬耗、舌や頬粘膜の圧痕

＜問診＞
1．主訴(症状)の確認をしながら、最近の生活状況を聞きだす
　＝生活環境＝
2．目、口唇、舌などの状態を観察し問題点を確認する
　主訴(症状)と生活状況と、口腔周囲筋の相関関係をまとめる
　＝問題の整理＝
3．口腔内の状況を鏡で見てもらい、主訴や症状と舌、歯（咬耗）、頬粘膜、顔、生活状況などとの関係に気づいてもらう
　＝気づきの作業＝

図5

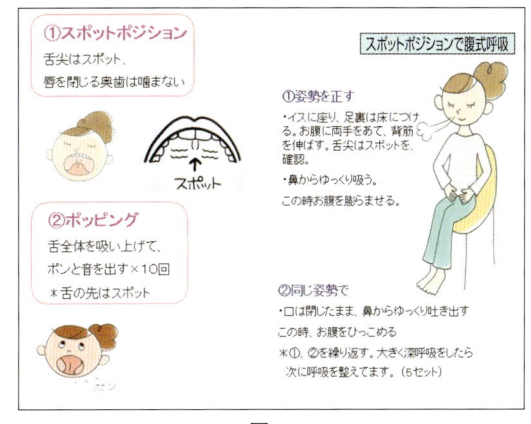

①スポットポジション
舌尖はスポット、唇を閉じる奥歯は噛まない

スポットポジションで腹式呼吸
①姿勢を正す
・イスに座り、足裏は床につける。お腹に両手をあて、背筋を伸ばす。舌尖はスポットを確認。
・鼻からゆっくり吸う。
この時お腹を膨らませる。

②ポッピング
舌全体を吸い上げて、ポンと音を出す×10回
＊舌の先はスポット

②同じ姿勢で
・口は閉じたまま、鼻からゆっくり吐き出す
この時、お腹をひっこめる
＊①、②を繰り返す。大きく深呼吸をしたら次に呼吸を整えてます。（5セット）

図6

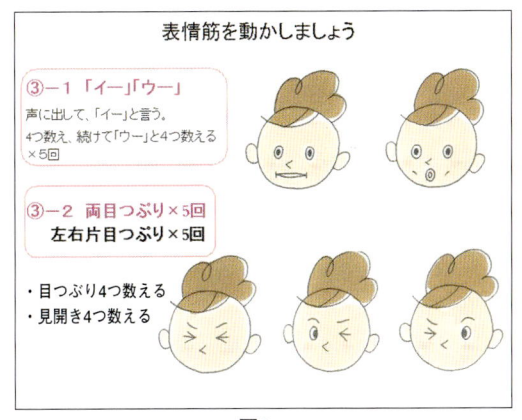

表情筋を動かしましょう

③－1「イー」「ウー」
声に出して、「イー」と言う。
4つ数え、続けて「ウー」と4つ数える
×5回

③－2　両目つぶり×5回
左右片目つぶり×5回

・目つぶり4つ数える
・見開き4つ数える

図7

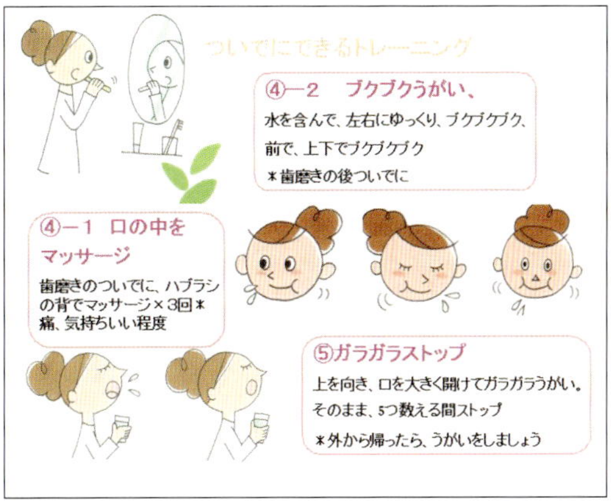

ついでにできるトレーニング

④－2　ブクブクうがい
水を含んで、左右にゆっくり、ブクブクブク、前で、上下でブクブクブク
＊歯磨きの後ついでに

④－1　口の中をマッサージ
歯磨きのついでに、ハブラシの背でマッサージ×3回＊痛、気持ちいい程度

⑤ガラガラストップ
上を向き、口を大きく開けてガラガラうがい。そのまま、5つ数える間ストップ
＊外から帰ったら、うがいをしましょう

を患者さんと共に話し合うことが大切です（図4）。

（3）ベーシックコースプログラム

歯ぎしりや噛みしめ（クレンチング）などにより舌の圧痕や口腔周囲筋の緊張をリラックスさせるように指導をおこないます。以下はこのプログラムを使った症例です（図5, 6, 7）。

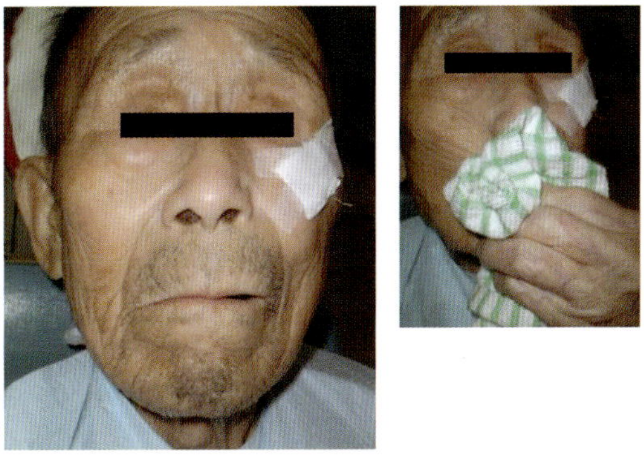

症例1概要（図8）

図8　症例1：術後障害（嚥下，発音，よだれ）

男性，93歳

主訴：義歯の不適合，よだれが出る。

病歴：8年前に左側上顎結節部エナメル上皮腫瘍の摘出術を受けて，左側の術後性神経麻痺がありました。

生活状況：家族やヘルパーなどの介助もなく一人で通院し，食事はご飯にとろろをかけ，流し込んで食べている状況でした。義歯も安定がわるく落ちるため，食べることが苦痛と訴えていました。よだれのためハンカチを手離せず，唾液を常に拭き取る状態でした。不明瞭な発音のため，家族との会話は少

131

ないようでした。

顔貌所見：術後性麻痺と加齢による，口輪筋や表情筋の機能不全。口唇やオトガイ部に緊張がみられました。

口腔内所見：舌は低位で弛緩しており，上顎義歯（顎補綴）の不適合により口腔粘膜に炎症がみられました。

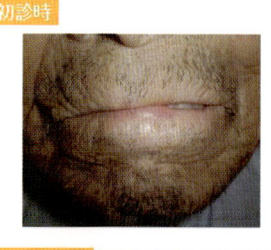

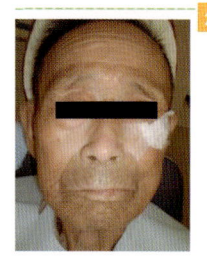

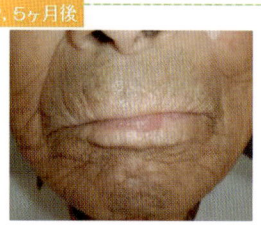

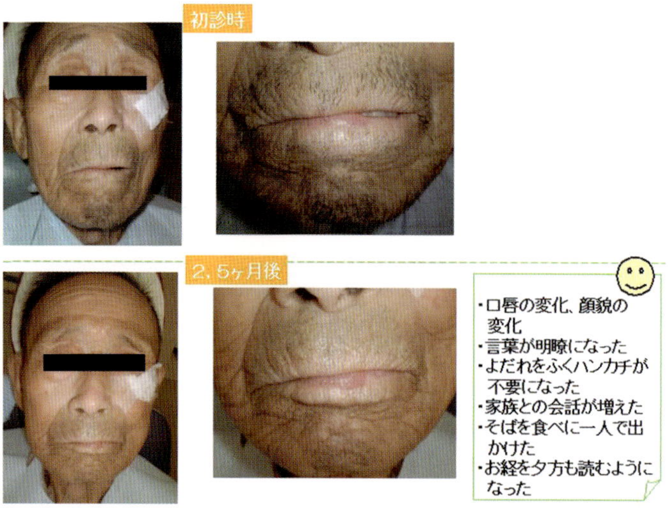

指導計画と指導の実際

指導目標

術後性麻痺と機能不全の緩和，食事をすることへの意欲向上を目指し，義歯の調整と口唇の閉鎖，嚥下機能の再獲得を目的としました。

図9

初診から1カ月（導入期）

高齢者であるため，トレーニングは無理をせずに唾液を嚥下できるようにすることから始めました。臼歯を噛んで嚥下をしていないため，口唇を閉じ臼歯を噛んで呑み込むステップを指導しました。患者さんは「そうか呑み込みはこのようにするのか」という反応があり，意識して嚥下できるようになり，嚥下の練習により口が閉じやすくなりました。毎朝のお経を読んでも「夜も読む」というように気持ちが意欲的になり，朝・夕10分間取り組むようになりました。

1カ月後から2.5カ月以降（継続期）

高齢者のため，頑張らないで可能な基本的な訓練として「イー」「ウー」，軽いポッピング，「あっかんべー」と舌を出す，口をしっかり閉じて「パッ」と破裂音を出す練習も合わせて指導しました。

これらのトレーニングは，絵や大きな文字に書いて手渡しました。MFTの基本的な練習により，よだれは出なくなり，生活意欲の向上により家族との会話も増え，食事の内容も変化してきました（図9）。

考察

エナメル上皮腫の摘出後の術後麻痺と高齢というケースでしたが，高齢者でも筋肉はトレーニングにより鍛えられることを教えられました。

症例2概要＝舌痛症（図10）

女性：66歳，自営業（事務職）

主訴：舌の痛み

病歴：6カ月前から舌痛症があり，内科で塗り薬の投薬を受けていましたが改善せず，大学病院口腔外科に紹介されました。舌痛症に対しては，イソジンによる含嗽のみの処方であり，舌の痛む部位は一定せず，組織検査では問題はありませんでした。口腔外科医からは，『ストレスや年のせいでは』と言わ

第8章——MFTの応用例

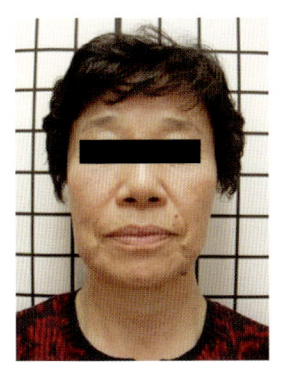

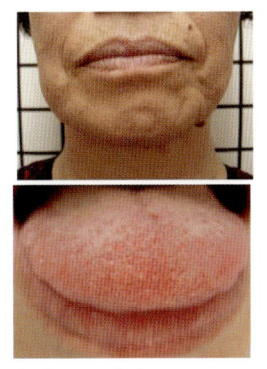

図10 初診時．症例2：舌痛症

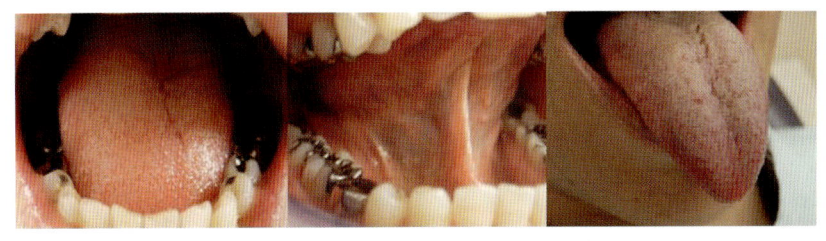

- 舌，頬粘膜圧痕の減少
- 唾液の塩からさがない
- しっかりと噛める
- 舌のヒリヒリ感の減少
- ガラガラうがいができるようになった
- のみ込みやすい

図11 改善された点

れ，転医してきました。

　生活状況：仕事中は前傾姿勢が多く，臼歯を強く噛みしめ，舌で歯列を押していました。
　顔貌所見：顔の左側の表情筋の緊張，オトガイ部に緊張が見られました。
　口腔内所見：噛みしめがあり，舌は低位で挙上しにくい状態で，下顎歯列内におさまっており，舌や頬粘膜に歯型の圧痕がみられました。

指導計画と治療経過

　指導目標：意識的に姿勢の改善指導と舌の痛みの緩和。嚥下機能の回復を図る。

初診から2週間（図11）

　日常生活で前傾姿勢を取らないように指導し，緊張して臼歯を強く噛みしめないように自覚をしてもらい，舌の痛みと噛みしめとの因果関係を説明しました。噛みしめにより舌が歯列を圧迫し，舌に圧痕ができるため，まず「舌をスポットに置くこと」で舌の痛みの回避，意識的に緊張して噛みしめないように自覚するように指導し，1週間後舌尖の痛みだけになりました。ポッピングは慣れさせる程度でガーグルストップは難しいので，ガラガラうがいのみをしてもらいました。

2週間後から3カ月

　舌の痛みの緩和と唾液の分泌を促すことを目的にし，舌の痛みが緩和すると味覚異常の訴えがあり，唾液腺のマッサージを行いました。咀嚼嚥下訓練では，乾燥したクラッカーを使い，よく噛むことで唾液の分泌を促進して嚥下しやすいことを学習しました。

経過 2ヶ月余で表情筋の緊張が改善、舌の痛みは良くなったがスッキリ感が無い 唾液の分泌量が少なめ？

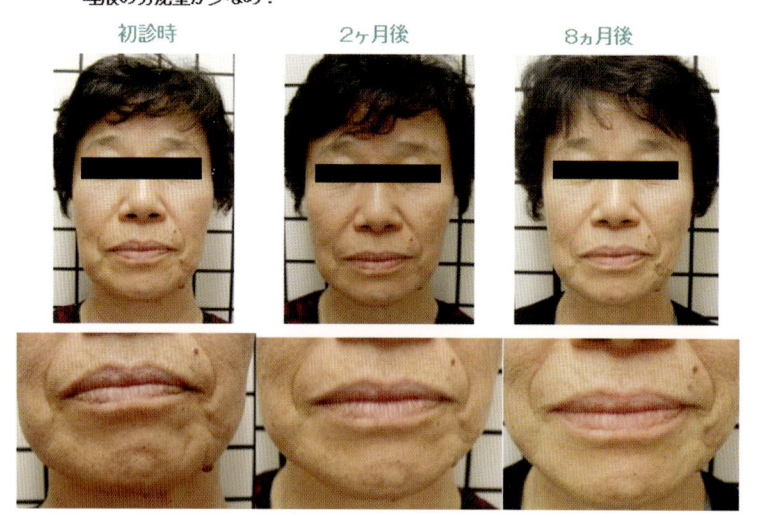

初診時　　2ヶ月後　　8ヵ月後

図12

3カ月から8カ月以降

　舌尖をスポットに置く練習とその習慣の定着と嚥下機能の回復を目的としました。MFTベーシックプログラムから徐々にステップアップし，ポッピングでは舌がしっかり挙上できるようになりました。ガーグルストップは可能になり，舌後方部を挙上し軟口蓋との間で「カッ」と音に出す訓練を加え，ガム咀嚼を指導しています。これらのMFTの指導により，舌痛症の症状が軽減されました（図12）。

考　察

　加齢とともに口腔周囲筋の筋力は衰えます。患者さんの訴えをしっかり受け止め，口腔周囲筋の機能をチェックする必要があります。「どうして舌が痛いのだろう？」「私の舌は大きいのでは？」と，医師，歯科医の対症療法に疑問を持っていたことが，MFTの理解と協力につながったのではないかと思います。

● 参考図書・文献

1) ORAL MYOFUNCTIONAL THERAPY by William E. Zickefoose Julie Zickefoose
2) MFT. Q and A.A Manual for Complex Cases, Mr. and Mrs. Zickefoose
3) 高橋未哉子：口腔筋機能療法の実際
4) 金子芳洋：食べる機能の障害
5) 柴田浩美：摂食の基本とリハビリテーションブラッシング
6) 相磯貞和：ネッター解剖学図譜　第二版
7) 山口秀晴，大野粛英，佐々木洋，William E. Zickefoose, Julie Zickefoose監修：口腔筋機能療法の臨床
8) 亀田晃，鴨井久一　訳：口腔機能における筋機能療法

6 トレーニング後の管理

　MFTを必要とする機能と関わりのある症例では，軟組織・習癖があることで，小児においては発育を妨げることがあり，開咬症例では，他の不正咬合に比べて矯正治療が困難であったり，また口腔周囲筋の機能異常は顎関節や歯周組織にも影響を及ぼす恐れもあり，予後不安定になることが多いといわれています。しかし反対に，習癖の影響や口もとの機能バランス・美しさの重要性を説明するなど動機づけするだけで改善し解決できる症例でもあることを臨床で経験します。まさしくこのモチベーションがMFTの役割であり，歯科において包括管理に欠かすことができない療法と言えます（図1）。

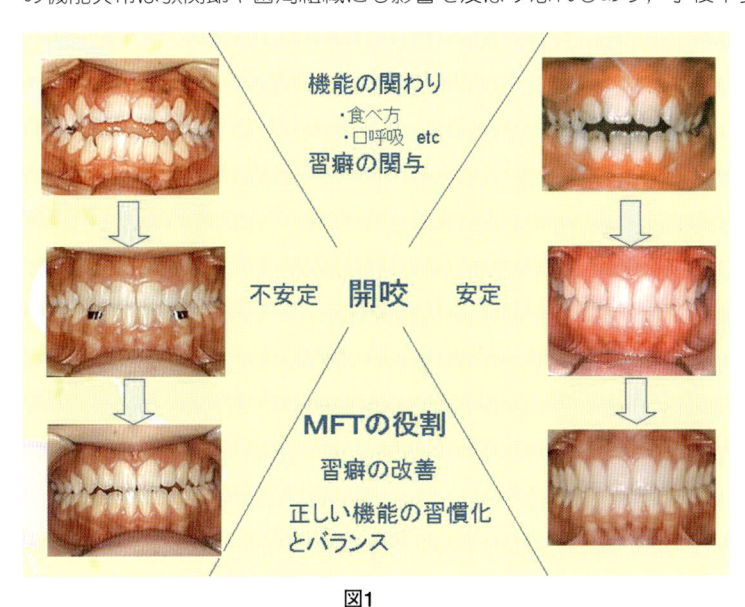

　口腔周囲筋機能のトレーニング後，安定した予後管理を

図1

ポイント ・機能良好なところを評価する
　　　　　改善必要な点をわかりやすくイメージできる目標をたてる
　　　　・弱い機能については継続して注意する

図2 術前の診断分析の一例

はかるためには，術前の診査分析（アナリーシス）時の機能記録がとても重要であり，習慣化のチェックを行うことが有効となります。個々に何通りもの機能があり，その機能のバランスが美しさを作ります。そのために，術前のアナリーシスをトレーニング後も行います。診療内容により違いがありますが，一例として，口の機能を「くちびるを閉じる力」，「噛む力」，そして舌の機能は舌先，舌中央，後方，側方部とチェックし正しい嚥下，食べ方，総合的な調和はできているか，スマイル時の口もとはどうか，姿勢位や矯正治療の必要があるか，鼻やのどの病気がないかを診査し，それぞれを，A 良好，B 少し弱い，C 改善が必要，であるかの評価を患者に説明します(図2)。

機能の弱い箇所や注意点を分かりやすく説明し，その部分の機能をレベルアップし習慣化することで筋肉の動きをひきだし全体の調和につなげます。そのためにも弱い口腔機能はトレーニング後の管理でも一貫してチェックしていくことが必要です。

MFTはすぐに結果が出るものではなく，トレーニング後に協調調和，安定がはかれていることが機能改善効果があったと判断されるため，トレーニングも来院してもらうことが必要です。小児歯科では，はえかわりや口の中が変化し不安定になるなど癖の再発がおこる場合もあるため，DHの役割として予防保健指導と同じように小児の口腔機能を経年的に管理していく必要があります。また矯正歯科でのMFTは不正咬合の状態により歯並びも骨格も異なるため形の変化に合わせてトレーニングをすすめます。そして，もっとも注意しないといけないことは，歯並びや咬み合わせがよくなることで機能が良くなったと術者も患者も認識してしまうことです。トレーニング前の弱い口腔機能は一貫して注意し，予後の管理を行います。

【症例1：著しい上唇の翻転がみられた口もとを気にしていた前方開咬症例】

症例概要(図3)

初診時年齢：8歳3カ月の女児。

主訴：開咬と上唇翻転(図3)。

既往歴：8歳前まで指しゃぶりが続いていたが，来院時にはすでに指しゃぶりはやめられていた症例です。しかし，指しゃぶりの影響から上唇の力が弱く上顎前歯は唇側に傾斜していました。そして前方開咬部には舌の突出もみられました。鼻咽腔疾患は認められませんでした。

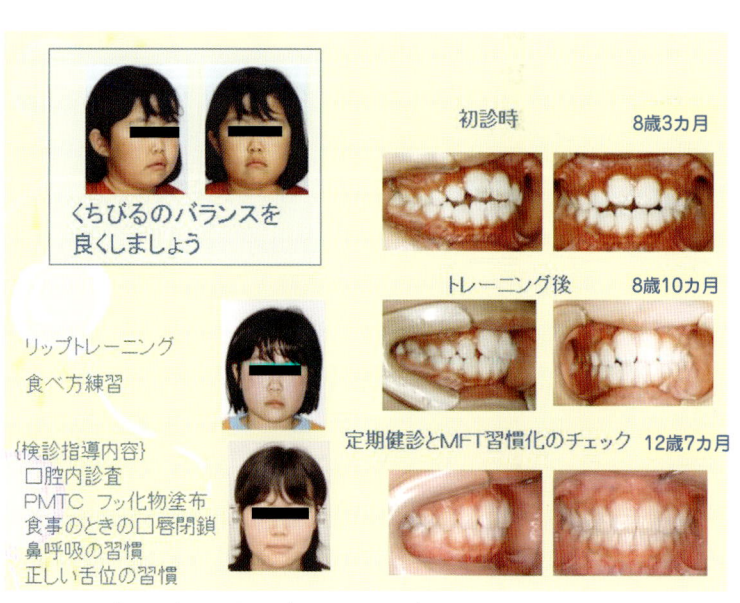

図3 著しい上唇の翻転がみられた口もとを気にしていた前方開咬症例

第8章——MFTの応用例

指導目標や指導計画

リップトレーニングと舌位を中心としたMFTと日常の食事やおやつの時に上唇を使った捕食，口唇を閉じて咀嚼を行うようトレーニングを進めました（図4）。

結果・考察

8歳3カ月から8歳10カ月のMFTトレーニング後は小児歯科での予防に加え口唇閉鎖のチェックと習慣化をおこない12歳7カ月時においても咬合も口もとも改善し安定しています。MFT後も定期的に写真などの記録をとりながら前回よりくちびるが引き締まってきていることを伝え，子どものがんばりを歯科衛生士は養育者とともに評価します。

この症例ではMFTのみ行った症例ですが，口唇を強化することや口唇を閉鎖する習慣は，口もとの改善のみならず上顎前歯，下顎前歯の歯軸をも変化し開咬を改善しています。MFTはすぐに効果が出ませんが，口腔機能を改善していくために効果的です（図5）。

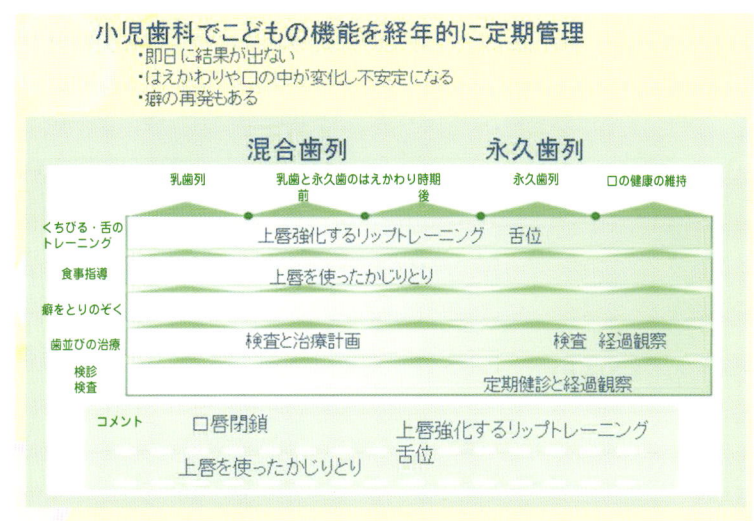

図4 小児歯科でのMFTの目標から予後管理までの計画表です

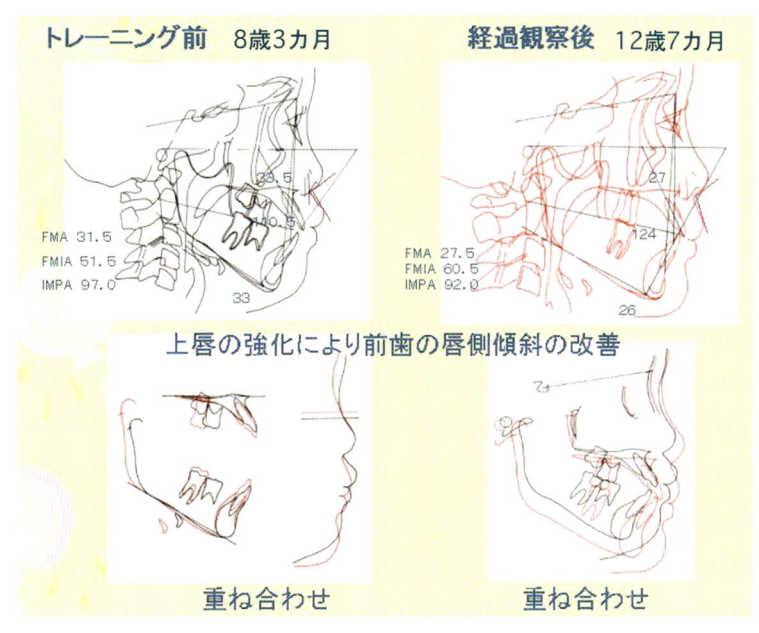

図5 頭部X線規格写真とその重ね合わせ

【症例2：口角が下がった口もとと歯並びを気にしていた叢生を伴う側方開咬の症例】

症例概要

初診時年齢：10歳9カ月の女児（図6）
主訴：歯並びが悪くよく咬めない・口もとのしまりがない
既往歴：側方部の開咬には舌の突出もみられ臼歯で咀嚼する習慣がない。鼻咽腔疾患はなく，口唇の

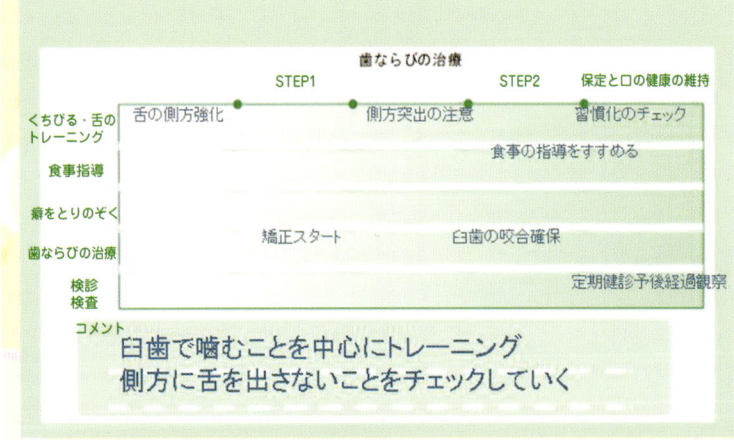

閉鎖はできる。閉鎖時に口角がさがっていた。

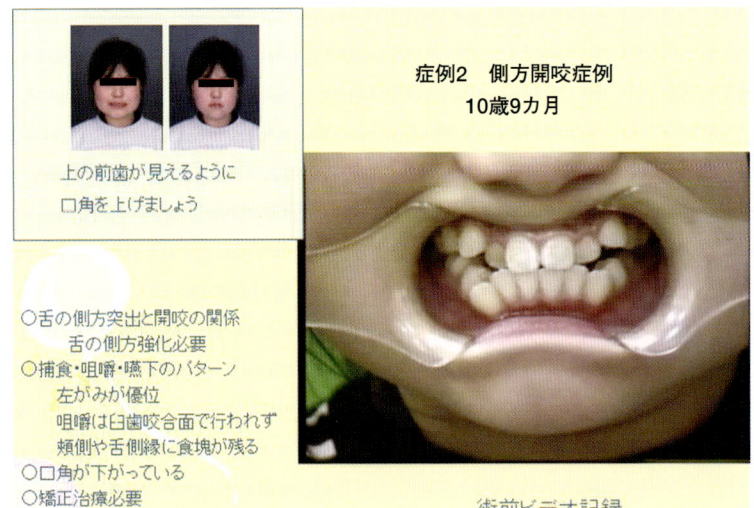

指導目標や指導計画

図7は矯正治療と併行したMFTの目標から予後管理までの計画表です。

舌の側方突出と側方部の開咬のため舌の側方強化が必要なケースです。

術前トレーニングを行い矯正治療へ治療中のチェック内容，予後の検診と習慣につなげます。

目標は側方に舌を突出させないよう舌側方部の強化を中心としたトレーニングと大臼歯部で咀嚼することを指導し側方部が咬合した後も一貫してチェックしました。

日常の食事を通じた練習は重要ですので，ビデオ撮影記録を本人と養育者にみてもらい，気をつけてもらうポイントを伝えます。写真ではチェックしにくいものがあります。例えば，噛み方は左噛みが多く臼歯がかみあっていないため咀嚼は臼歯の咬合面でおこなえていないこと，嚥下後も舌の側方に食片が残り舌の押し出しで頬に食塊が落ちるなどはビデオで観察します。日常無意識におこなっていることをビデオを見せて理解してもらいます。また，口角の下がりは臼歯での咀嚼と口角のバランスにも関係があることも伝えます。術前のモチベーションとチェックが予後管理の鍵になるからです。

結果・考察（図8）

MFT中・矯正治療中の各ステージで変化を記録し，注意点と改善点を両者で確認を行いました。特に，臼歯で咬合ができてからも注意を必要としました。矯正治療で閉じてきた側方部の閉鎖は機能の習慣までは改善できていないことを理解してもらい，舌を挙上すると側方の咬合面に舌がのり，嚥下時に

図6

図7

第8章——MFTの応用例

各ステージのMFTの目標

10歳9カ月

舌の側方強化

側方突出の注意

臼歯の咬合確保

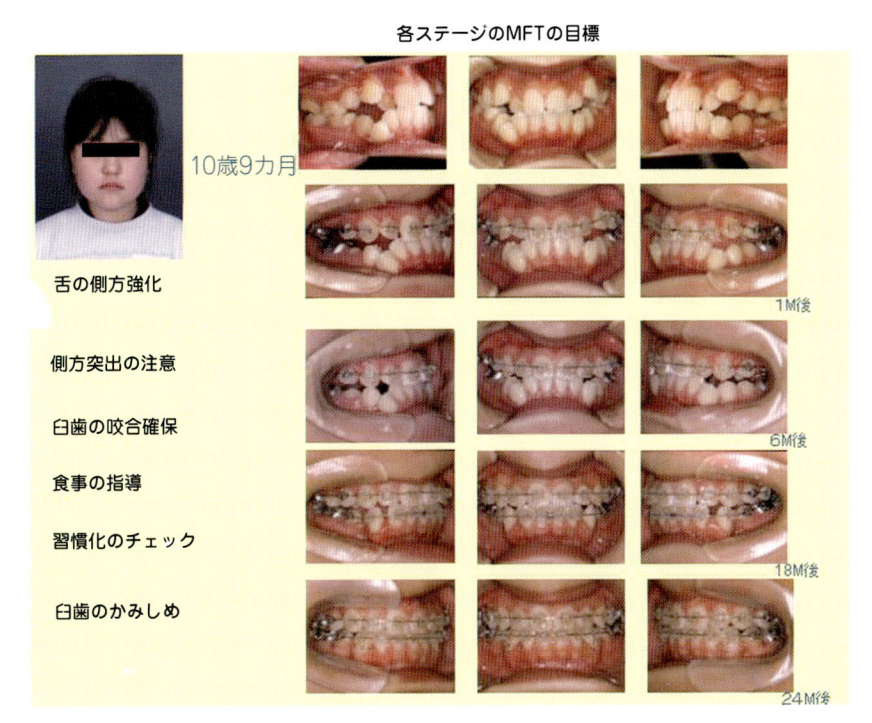

食事の指導

習慣化のチェック

臼歯のかみしめ

1M後
6M後
18M後
24M後

図8-1

MFT
矯正治療前

矯正治療後

保定5年後

10歳9カ月
13歳0カ月
18歳0カ月

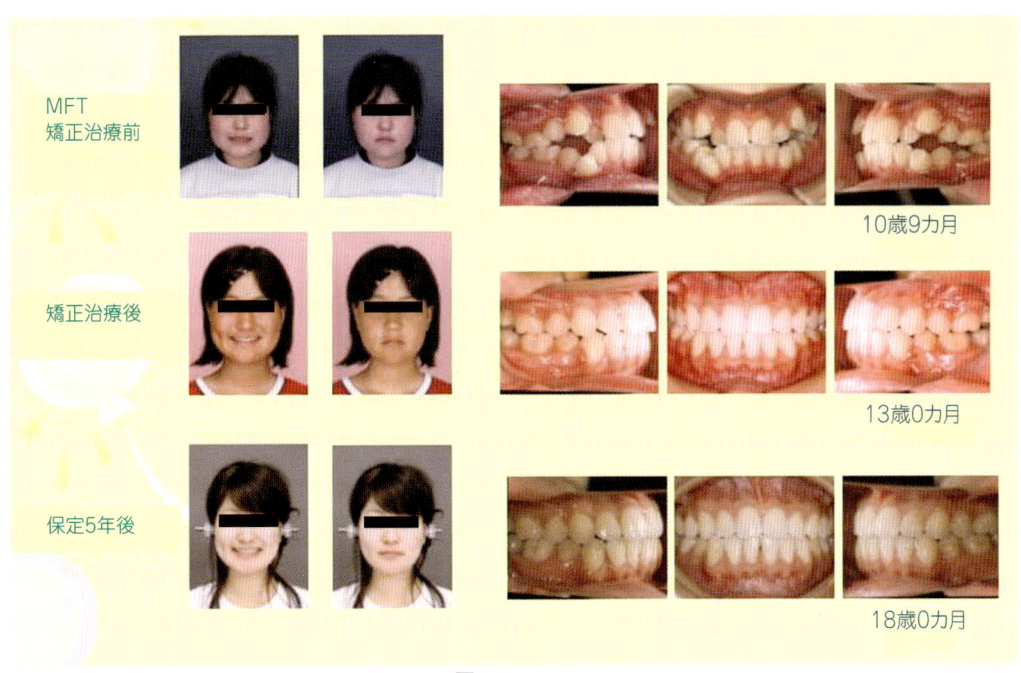

図8-2

も舌突出がみられるので，側方タイプは本人も養育者も自覚しにくいパターンですので予後安定のために常に，臼歯での咀嚼を意識することを必要とします．矯正治療で形態改善が行われても，機能面の改善に関して術者側も注意が必要です．

　咀嚼の習慣改善は咬合の安定と口角のバランスをはかるのに有効であり，筋肉の調和に大変関与していることがわかります．

139

9. 日本におけるMFTの将来展望

1. MFTは，歯科衛生士の新しい役割に

　アメリカには，International Association of Orofacial Myology（IAOM）という組織があり，言語療法士，歯科衛生士，看護師などが筋機能療法士という資格を得て独立して開業しています。また，言語療法と口腔筋機能療法（以下，MFTと略す）の指導を兼ねて開業している言語療法士もいます。

　日本では，矯正歯科，小児歯科，一般歯科などに勤務している歯科衛生士がMFTのコースを受講し，それぞれ臨床の場で指導しています。歯科衛生士は，歯科的知識の背景があること，日常のブラッシング指導などで患者の動機づけをおこない，温かい人間関係をつくり，患者の行動を客観的に観察する能力を持っているなどの条件を備えているため，MFTを指導する良き人材でしょう。

　アメリカの歯科衛生士校の大学院教授であるポウパードやショートは「Current concepts in Dental Hygiene」で，通常おこなっている口腔衛生指導の役割に加えて，舌突出癖により生じた開咬症例にMFTを指導する役割を担うことを薦めています。そして，歯科衛生士は歯科医より患者を指導する時間が比較的取りやすいことをあげています。歯科衛生士は，習癖指導時に矯正歯科医と協力して指導を進めていくことが望まれます。

　日本のMFTは，歯科衛生士が診療所の口腔内写真，模型，セファロ，咬合力計などの資料や診断機器を使用して，歯科医が診断，指導に協力して評価ができる指導体制に特徴があります。担当する歯科衛生士も，自分の知識や技術を活かして口腔習癖の指導に参加し，口腔内に新しい機能をつくる，また機能を回復していく役割はやりがいのある仕事でしょう。近年，口腔機能への関心から，MFTは対象も広がり幼児から高齢者まで多方面に活用されるようになってきました(図1)。

2. MFTの今後の活用

　MFTは日本に導入されてから約30年経過しています。従来，矯正歯科，小児歯科分野で指しゃぶりや舌突出癖による開咬症例の舌訓練に用いられてきました。近年，MFTの活用範囲が，幼児から高齢者まで広がり，いろいろな使われ方が行われてきています。今後の

第9章──日本におけるMFTの将来展望

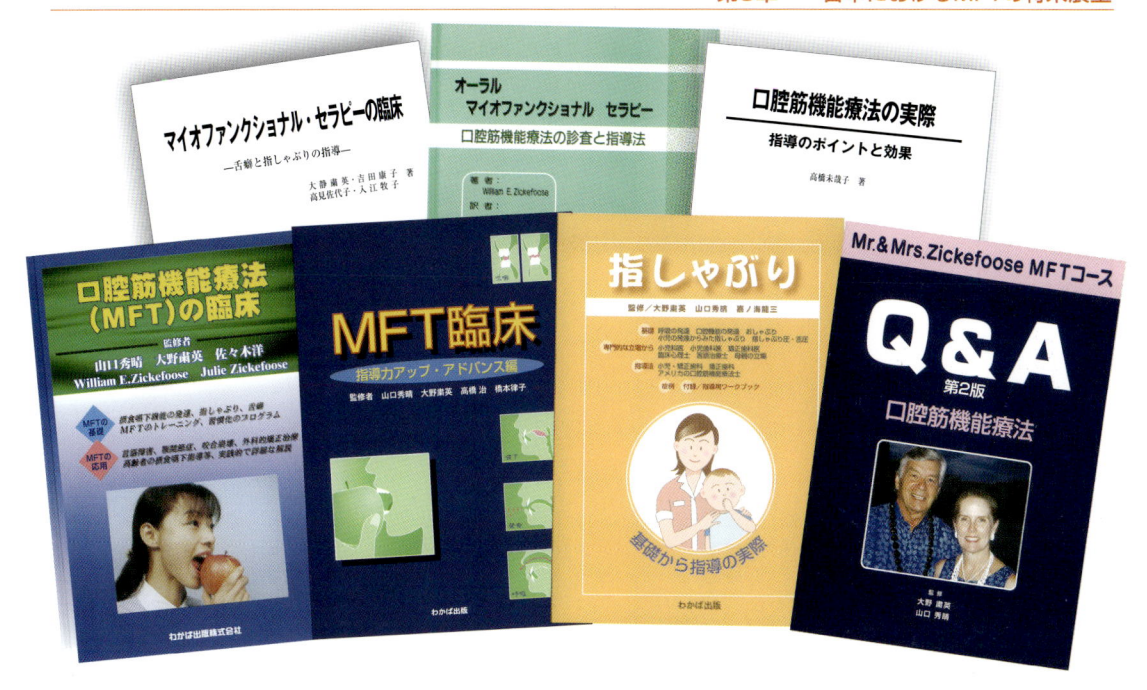

図1　日本で発刊されたMFTの本

MFTの活用や展望について触れてみましょう。

1）指しゃぶり中止後の舌訓練や舌突出癖の訓練

　5歳頃まで続いた頑固な指しゃぶりは，二次的に上下前歯間に上顎前突や開咬症状を呈します。指しゃぶりを中止した後，開咬症状を伴う舌突出癖を改善するには，舌の訓練，弛緩した口唇の訓練などを指導します。舌小帯短縮症では，舌小帯切除術をおこなう前に舌挙上訓練を指導して舌の力をつけるようにしています。言語聴覚士は，術後にも創面の瘢痕化防止のために舌挙上訓練をおこなう必要があると述べています。

　舌突出癖を伴った開咬や上顎前突は，アレルギー性鼻炎，扁桃肥大などによる口呼吸により増加しています。小児歯科，矯正歯科分野では，早期治療としてMFTを指導する機会が多くあります。

2）幼児・小児の噛む，飲み込む機能を育てる

　新生児では，リズミカルな口唇の運動，吸啜運動がみられます。吸啜から咀嚼行動の開始や移行は，乳歯が萌出する時期と一致して噛むことを学習していきます。そのため，精神発達遅滞などの幼児で，流動食だけで固形物を噛まないと臼歯で噛むことを学習しないで育つことがあります。「噛む，飲み込む，話す，鼻で呼吸する」という口腔機能に異常がある幼児，小児には，再学習し機能を育てる訓練が必要な時代になってきました。

141

ある地方の某保健所では，ポカーンと口を開けている幼児・小児が多いため，口唇の訓練をして閉鎖し，鼻呼吸を促す運動を展開しています。

　MFTは低年齢児への活用が増えていき，幼児から高齢者を含めて院内から院外へ，さらに地域へ展開していくことでしょう。

3）噛む訓練の活用

　現代人には，柔らかい食べ物を摂取する影響で「顎骨が狭くなる」，「噛む力が弱くなる」，「歯並びがわるくなる」などの現象が起きています。噛む回数や噛む力の減少，口腔周囲筋のアンバランスは，不正咬合の発生だけでなく，締まりのない口もとにつながります。

　噛むという口腔機能は，健康寿命の達成に大切な条件と認識されてきました。噛む訓練の大切さは，ロジャースが90年前の1918年に発表していますが，改めてその重要性が再認識されています。

　近年，青少年に顔が歪んでいる顎変形症が増えています。その原因には，成長発育期の片側噛み，うつ伏せ寝などの睡眠態癖，頬杖，片側性の交叉咬合などがあります。成長期であれば，片側噛みの是正や習癖の改善，矯正治療などによる咬合改善と共に，両側でバランスよく噛む訓練が必要です。訓練には，硬いチューインガム，シリコン性のチューイングブラシ，シリコン製の板（テラバイト）などを使って弱い方の咀嚼筋の訓練を指導します。

　開咬症例では，咀嚼筋が弱いため噛む訓練が必要で，矯正治療により不正咬合の形態を治すだけでなく，口腔機能の回復を支援していきます。両側の咬筋，噛んだ時に側頭筋が収縮する状態を患者さんに指で触って貰うと良いでしょう。

4）障害児やよだれの多い子供への活用

　ハンディキャップを持つ子供の中には，話をする時に唾液がダラダラ出たり，食べ物が口からこぼれていることがあります。そのような子供は，タオルを手離せなく，1日に何枚ものタオルが必要になります。よだれや食べこぼしの原因は，指しゃぶりや舌突出癖などにより開咬症状になっており，口唇閉鎖がしにくく，嚥下時に舌が前方に突出するため，唾液や食塊が後方の喉にうまく送れないことが考えられます。このようなケースでは，舌の側方部を鍛えるサッキングなどにより唾液を後方へ送り込む練習や口唇の訓練をおこないます。ダウン症などハンディキャップのある子供にも，根気よく訓練することでよだれが出なくなります。

5）高齢者の口腔リハビリ，アンチエイジングへの活用

　21世紀は，高齢化社会です。加齢，老化に対抗する医療，不老長寿を目指す医療は，食生

活，生活習慣，伝統医療などがあります。高齢化が進み，健康維持の視点から口腔機能が注目されるようになってきました。口唇や表情筋を鍛える訓練にMFTの活用がおこなわれています。目じりや頬のたるみ防止，二重あごを引き締めるなどにMFTを活用し，きりっと締まった口もとや生き生きした表情，健康的なスマイルがQOLの向上に活かされています。脳血管障害による発音障害にも，全身のリハビリと並行して口唇の運動不良，舌の運動不良にMFTが活用されています。抗加齢現象（アンチエイジング）には，口腔機能のリハビリも必要であり，締まりなく口が開く，口角が下がり不満顔になる，鼻唇溝が消失する，口もとの緊張がない状態など若さの評価に関係する状況の改善に活用できます。

　高齢者の口腔リハビリとして，"お口の体操"が推奨されていますが，機能回復に効果があります。口腔リハビリとしてMFTの活用によりワンランク上の口腔リハビリができるでしょう。

6）舌痛症や口腔乾燥症への活用

　クレンチングや歯ぎしりがあると，咀嚼筋は緊張し，舌の側縁には歯型の圧痕がつきます。舌の圧痕防止には，MFTを活用し安静時に舌尖をスポットにつけ，舌を口蓋におくような舌位の習慣づけを指導します。口腔乾燥症にMFTを活用し，唾液の分泌を促す試みもおこなわれています。

7）空隙歯列，咬合崩壊した成人への活用

　歯周病が進行し，歯を支える歯槽骨が下がってくると，舌突出癖で歯を前方に押すことで空隙歯列になります。たえまない嚥下時の舌突出癖により歯は動揺し，上下前歯は前方傾斜し，その結果，口もとが突出し，口唇閉鎖がしにくくなります。このような症例では，矯正治療により空隙を閉鎖すると同時に，その原因である舌突出癖を訓練します。抜歯をおこなうなど，歯の欠損部位では，嚥下時に舌が突出し義歯やブリッジなどの補綴物を装着した時に不安定になることがあります。MFTは，一般歯科で口腔機能の回復に活用されるでしょう。

8）言語治療への応用（歯間化，側音化構音の改善）

　舌突出癖により，舌たらずな不明瞭な発音になります。上下前歯間に舌をだして発音する歯間化構音，発音時に呼気が側方へもれる側音化構音，こもった発音の口蓋化構音などが起きます。横浜市立の小・中学校，通級教室（難聴・言語障害通級指導教室）で指導する教員は，言語療法を指導する前に舌や口唇の機能向上，口腔環境の改善にＭＦＴを指導しています。

　MFTは元来アメリカの言語療法士が体系づけたものであるため，エクササイズの基礎は言語療法の理論に合っていると評価されています。

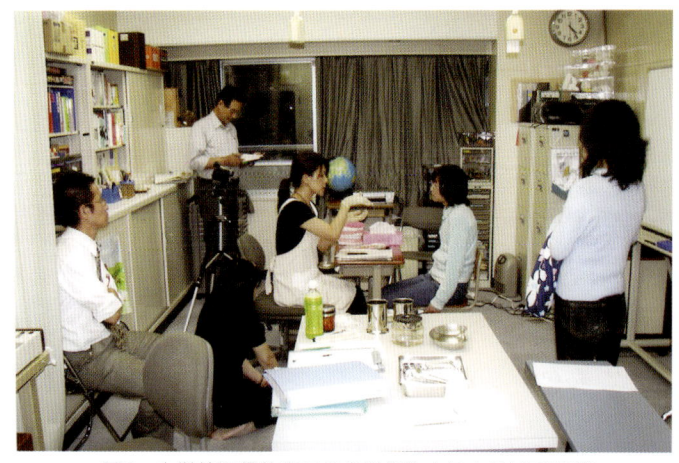

図2 小学校通級教室での歯科衛生士によるMFT指導

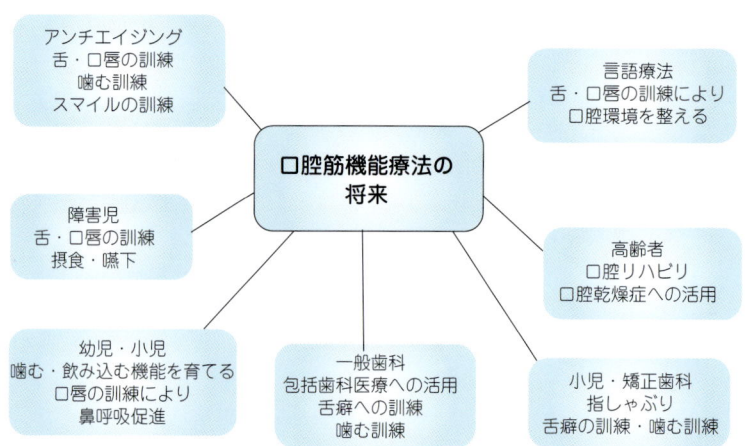

表1 MFTのさまざまな分野への可能性

口腔筋機能療法の将来

- アンチエイジング
  舌・口唇の訓練
  噛む訓練
  スマイルの訓練
- 言語療法
  舌・口唇の訓練により口腔環境を整える
- 障害児
  舌・口唇の訓練
  摂食・嚥下
- 高齢者
  口腔リハビリ
  口腔乾燥症への活用
- 幼児・小児
  噛む・飲み込む機能を育てる
  口唇の訓練により鼻呼吸促進
- 一般歯科
  包括歯科医療への活用
  舌癖への訓練
  噛む訓練
- 小児・矯正歯科
  指しゃぶり
  舌癖の訓練・噛む訓練

　MFTにより舌や口唇の動きが変わり，開咬症状が改善すると発音が良くなり，話し方がスムースになります。MFT指導時に言語療法の訓練の一部がMFT指導へ活用されています（図2，表1）。

まとめ

　MFTが日本に導入されてから，35年が経過しました。指しゃぶりや舌突出癖の訓練としてスタートしたMFTは，熱心な日本の歯科医や歯科衛生士により歯科の各分野で活用されています。今後，咀嚼，嚥下，発音，呼吸など口腔機能を改善する手法として広く活用されて，日本型のMFTとして発展していくと考えています。

索引

ア
アデノイド	14, 16, 70
アレルギー性鼻炎	14, 16, 141
アンチエイジング	143
アンテリアガイダンス	125

エ
MFT	1, 54
MFTの指導	63
MFTレッスン	75
エレクトロパラトグラフィー	25, 27, 28
嚥下機能の発達	37
嚥下訓練法	4
嚥下時舌圧	43
嚥下のメカニズム	42
嚥下パターン	38, 61
嚥下反射	35, 41, 43
嚥下プログラム	43

オ
オープンアンドクローズ	66, 89, 91, 94, 96, 99, 102
おしゃぶり	48
親指しゃぶり	45

カ
ガーグル・ストップ	80
開口障害	123
カウンセリング	19
顎矯正手術	127
顎変形症	127, 128, 142
"カッ"スワロー	87, 89
噛むトレーニング	57, 111
空嚥下	43
頑固な指しゃぶり	8, 112

キ
吸啜	33, 43, 141
吸啜運動	33
吸啜窩	33, 34
吸啜時の陰圧	33
吸啜反射	7, 33, 58
頬筋機能機構	43
筋機能療法士	2, 65, 140
筋訓練法	1, 4

ク
空隙歯列	15

ケ
外科的矯正治療	127, 129
原始反射	7, 33, 59

コ
構音訓練	28, 29
構音指導プログラム	25
口蓋化構音	27, 31, 143
口蓋扁桃肥大	14, 16
口腔衛生指導	19
口腔筋機能療法	1, 54, 57, 61, 140, 144
口腔筋機能療法士	2, 3, 65, 74
口腔習癖	19, 21, 53, 70, 110, 140
口腔リハビリ	142, 143
咬合性外傷	21
口呼吸	1, 10, 16, 17, 18, 55, 70, 107, 120
口唇閉鎖不全	15, 16
行動変容	8, 61
骨格性下顎前突	127

サ
サッキング	90, 92, 96
サッキングスワロー	94, 96, 99, 102

シ
歯間化構音	26, 30, 143
歯周疾患	19
食塊形成	35, 36

ス
スージング（癒し）効果	8
スナックプラクティス	92, 95, 98, 101, 104
スポットポジション	81, 82, 85
スラープスワロー	83, 88, 90
スワロー	91, 100

セ
成人嚥下	39
摂取量	60
摂食	36, 40, 60, 112, 130
摂食機能	38
摂食のメカニズム	42
舌圧	43
舌運動訓練	30
舌挙上訓練	30, 31, 124
舌小帯付着異常	14
舌突出癖	4, 11, 23, 140
舌突出癖の影響	15

145

舌突出癖の原因　　　　　　　　　　　　13
舌突出癖の種類　　　　　　　　　　　　11

ソ

側音化構音　　　　　　　　　　　27, 143

タ

脱感作療法　　　　　　　　　　　　59, 60
タングドラッグ　　　　　　91, 94, 96, 99, 102
探索反射　　　　　　　　　　7, 33, 58, 59

チ

チューイングブラシ　　　　　　　　　　83

ツ

つめかみ　　　　　　　　　　　　　　111

テ

低位舌　　　　　　　　　10, 14, 119, 120, 128
低出生体重児　　　　　　　　　　　57, 60

ト

動機づけ　　　　　　　　　　　　　　　61
トラップウォーター　　　　　94, 96, 100, 102
ドリンキング　　　　　　　　　　　97, 100

ナ

ナイトポスチャーテープ　　　　　　　　104

ニ

乳児嚥下　　　　　　　　　　　33, 38, 39

ハ

バクシネーターメカニズム　　　　　　　43
発音（構音）障害　　　　　　　23, 26, 143
ハビットブレーカー　　　　　　　　54, 68

ヒ

鼻咽腔構音　　　　　　　　　　　　　　28
鼻咽腔閉鎖　　　　　　　　　　　　　　41
鼻呼吸　　　　　　　　　　17, 18, 40, 124
ビデオ撮影　　　　　　　　　　　72, 138

フ

ブローイング検査　　　　　　　　　　　28

ヘ

ベーシックエクササイズ　　　　　　　　78
片側性臼歯部交叉咬合　　　　　　　　　10
片側性の交叉咬合　　　　　　　　　　142
片咀嚼　　　　　　　　　　　　　　　123

ホ

捕食　　　　　　　　　　　　　　　　　40
捕食機能　　　　　　　　　　　　　　　41
ポスチャー　　　84, 88, 90, 93, 95, 98, 101, 104
ボタンプル　　　　　　　　　　　　　105
ポッピング　　　　　　　　　　66, 82, 132
保定装置　　　　　　　　　　　　　　　67

マ

マクレガーライン　　　　　　　　123, 125

ミ

ミオパシー　　　　　　　　　　　　　　15

メ

メインテナンス　　　　　　　　　　　　19

モ

モチベーション　　　　　　20, 61, 117, 138

ユ

ゆさぶり力　　　　　　　　　　　　　　21
指しゃぶり　　　13, 45, 47, 50, 70, 111, 136, 141
指しゃぶりの影響　　　　　　　　　　　9
指しゃぶりの原因　　　　　　　　　　　7
指しゃぶりの指導　　　　　　55, 112, 113

ヨ

幼児嚥下　　　　　　　　　　　　　　　39
予防保健指導　　　　　　　　　　　　136

リ

リスクファクター　　　　　　　　　　　20
リップエクササイズ　　88, 90, 92, 95, 98, 101, 104, 105
リップトレーサー　　　　　　　　　　　80
リマインダーカード　　　　　　　　　101
リマインダーサイン　　　　　　　　56, 101

◎監修者紹介◎

山口　秀晴（やまぐち・ひではる）

1967年　東京歯科大学卒業
1971年　同大学大学院（矯正学専攻）修了
1972年　同大学講師（歯科矯正学講座）
1982年　同大学助教授
2001年　同大学教授
2007年　同大学定年退任
2008年　東京都にて矯正歯科開業

＜著書＞「咬合誘導の基礎と臨床」（デンタルダイヤモンド社）共著，「歯科診療の実際〔I〕」（医歯薬出版）共著，「顎顔面変形症の外科的矯正治療」（三樹企画出版）共著，「オーラルマイオファンクショナルセラピー―口腔筋機能療法の診査と指導法―」（わかば出版）共訳，「口腔筋機能療法（MFT）の臨床」（わかば出版）共著，「指しゃぶり―基礎から指導の実際―」（わかば出版）共著，「知ってほしい歯科矯正治療の基本」（わかば出版）監修，新歯科衛生士教本「歯科矯正学」（医歯薬出版）共著，他

大野　粛英（おおの・としひで）

1962年　日本歯科大学卒業
1966年　同大学大学院（矯正学専攻）修了
1967〜1978年　同大学矯正科非常勤講師
1970年　横浜市にて矯正歯科開業
1993年〜2011年　日本歯科大学非常勤講師
1966年〜　北京首都医科大学客員教授
2011年〜　日本歯科大学生命歯学部客員教授

＜著書＞「マイオファンクショナルセラピーの臨床」（日本歯科出版）共著，「ゆびしゃぶりやめられるかな」（わかば出版）共著，「オーラルマイオファンクショナルセラピー―口腔機能療法の診査と指導法―」（わかば出版）共訳，「みんなの矯正」（わかば出版）共著，「口腔筋機能療法（MFT）の臨床」（わかば出版）共著，「指しゃぶり―基礎から指導の実際―」（わかば出版）共著，「矯正歯科診療所の実学マネージメント」（東京臨床出版）監修，新歯科衛生士教本「歯科矯正学」（医歯薬出版）共著，「目で見る日本と西洋の歯に関する歴史」（わかば出版）共著，他

嘉ノ海龍三（かのみ・りゅうぞう）

1977年　大阪歯科大学卒業
　　　　同大学小児歯科学講座入局
1980年　姫路市にて開業
1989年　歯学博士（大阪歯科大学）取得
1993年　大阪歯科大学小児歯科学講座非常勤講師
1996年　滋賀医科大学歯科口腔外科学講座非常勤講師
2002年　大阪大学大学院歯学研究科（矯正学）修了（学位受領）
2004年　松本歯科大学小児歯科学講座非常勤教授
　　　　昭和大学歯学部口腔衛生学教室兼任講師

＜著書＞「臨床咬合誘導（デンタルエコー Vol.109-115）」（松風歯科クラブ）共著，「口腔筋機能療法（MFT）の臨床」（わかば出版）共著，「患者さんのためのモチベーションビデオ・舌癖のトレーニング（VHS）」（ミツバオーソサプライ），「YEAR BOOK　今日の治療指針'01」（クインテッセンス出版）共著，「口腔の育成をはかる　第1巻」（医歯薬出版）共著，「指しゃぶり―基礎から指導の実際―」（わかば出版）共著，他

MFT入門―初歩から学ぶ口腔筋機能療法

定価（本体5,700円＋税）

2007年9月26日	第1版第1刷発行	
2021年7月15日	第1版第6刷発行	

監修者　山口　秀晴
　　　　大野　粛英
　　　　嘉ノ海　龍三
発行者　百瀬　卓雄
編集DTP　有限会社インテル
印刷所　蓼科印刷株式会社

発行　わかば出版株式会社
発売　SHIEN　デンタルブックセンター　株式会社シエン社

〒112-0004　東京都文京区後楽1-1-10　TEL 03(3816)7818　FAX 03(3818)0837　URL https://www.shien.co.jp

©Wakaba Publishing,Inc.2007,Printed in Japan［検印廃止］
本書を無断で複写複製（コピー）することは，特定の場合を除き，著作権及び出版社の権利侵害となります．

ISBN 978-4-89824-036-6 C3047　￥5700E

表紙デザイン・本文イラスト／長嶋八千代